KUNDALINI YOGA
PARA
EL EMBARAZO

KUNDALINI YOGA PARA EL EMBARAZO

Descubre el potencial natural del embarazo y del parto a través del kundalini yoga y la meditación, y conviértete en una mujer generosa, bella y dichosa

GURMUKH

PREFACIO DE *Cindy Crawford*,
PRÓLOGOS DE *Imma Campos*
Y *M.ª Gloria Borrás-Boneu*

Kundalini yoga para el embarazo
Gurmukh

Todos los derechos reservados.
Queda prohibida, salvo excepción prevista en la ley,
cualquier forma de reproducción, distribución,
comunicación pública y transformación de esta obra
sin contar con autorización de los titulares de propiedad
intelectual. La infracción de los derechos mencionados
puede ser constitutiva de delito contra la propiedad
intelectual (*arts. 270 y sgts. Código Penal*).

Muchas gracias a Yogui Bhajan por el permiso de reproducción de su poema *La ley del amor* (pág. V).

Traducido de: *Bountiful, Beatiful, Blissful*
Copyright © 2003 by Gurmukh
Copyright del Prefacio © 2003 by Cindy Crawford
Copyright de las ilustraciones © 2003 by Pearl Beach

© 2005, PEARSON EDUCACIÓN, S.A.
Ribera del Loira, 28
28042 Madrid
www.pearsoneducacion.com

ISBN: 84-205-4828-6
Depósito Legal: M-33.170-2005

Traducción: Gloria Méndez Seijido
Edición: Mónica Santos
Técnico editorial: Esther Martín
Equipo de producción:
    Dirección: José Antonio Clares
    Técnico: Isabel Muñoz
Cubierta: Equipo de Diseño de Pearson Educación
Composición: Artedís, S.L.L.
Impreso por: Cofás, S.A.

IMPRESO EN ESPAÑA - PRINTED IN SPAIN

Este libro ha sido impreso con papel y tinta ecológicos

LA LEY DEL AMOR

El amor te da fuerza para unir

Lo finito con lo infinito.

El amor te da fuerza para confiar

En todo en vez de no hacerlo en nada.

El amor pone a tu alcance la fuerza de la oración

Que te une a tu creador.

El amor te aporta grandeza

Para que seas todo lo grande que puedes ser.

El amor te sostiene, te aporta experiencia

Y te pone en contacto con tu propio infinito

Para que seas cada vez más bella, generosa y dichosa.

YOGUI BHAJAN

CONTENIDO

Prefacio de Cindy Crawford xi

Prólogo de Imma Campos xv

Prólogo de M.ª Gloria Borrás-Boneu xvii

Cómo utilizar este libro: un programa de vida xxi

Índice de ejercicios y meditaciones xxiii

Introducción 1

EL PRIMER TRIMESTRE 15

La primera etapa del viaje 17

El embarazo como oración 24

Generosa, bella y dichosa 30

El abismo emocional 34

Mareos matutinos 38

La importancia de la respiración 41

Sanar viejas heridas 44

Recordar tu nacimiento 49

Acceder a la mente neutral 54

Cultivar la paciencia 58

Valorar a la pareja 61

Crear una imagen positiva del embarazo y el parto 64

Consideraciones sobre cómo y dónde dar a luz 67

EL SEGUNDO TRIMESTRE 71

La venida de un alma 73

Nutrición 77

Cree en los milagros 84

Celebra la dicha 88

Tu labor más importante 92

Sentadillas para ganar fuerzas 96

El poder del tacto 100

Crear un entorno saludable 104

Intimidad y pareja 107

Reconsidera cómo darás a luz 109

El parto en casa 116

Nacer en el hospital 124

La cesárea 130

Cuestiones que debes valorar sobre la epidural 136

El parto en el agua 141

Refuerza tu alma 144

Aprende de tus sueños 148

EL TERCER TRIMESTRE 153

Tiempo de entrega 155

El arte de (no) dormir 160

Confía en tu pareja 163

Redefine tu idea del dolor 168

A la espera del parto 172

EL PARTO... 177

Qué necesita una parturienta   179

¿Quién asiste a la madre durante el parto?   182

El parto   186

El secreto de la maternidad   190

Superar el miedo   191

...Y DESPUÉS 195

Con el bebé en tus brazos   197

Consejos y opciones para amamantar al bebé   202

Involucrar a la comunidad: celebrar la cuarentena   208

Establecer nuevos roles y tradiciones   213

Cama familiar   217

Darse tiempo: cambios en la familia   222

El horizonte ilimitado del amor de madre   226

Reflexión final: un mundo nuevo   228

Glosario de términos yóguicos   233

Datos de interés   235

Agradecimientos   237

Índice analítico   241

PREFACIO

Supe de Gurmukh a través de una amiga, que había estudiado con ella durante años y seguía a pie juntillas sus enseñanzas. Cuando me quedé embarazada de mi primer hijo, mi amiga me dijo: "Tienes que asistir a sus clases. Te hará bien a ti y al bebé." Mi amiga estaba tan entusiasmada que me acompañó a mi primera clase de yoga prenatal, y ¡eso sin estar embarazada!

Es imposible describir todo lo que me ha aportado ir a las clases prenatales de Gurmukh porque ¡ha sido tanto! Una de las primeras cosas que me llamó la atención fue la unidad de grupo que había creado entre las embarazadas. No hay nada como compartir tiempo con mujeres que pasan por lo mismo que tú. Seas quien seas, tener a tu hijo se convierte en lo más importante del mundo para ti en un momento dado de tu vida, y eso crea un fuerte vínculo entre embarazadas. Fue una etapa increíble para mí, y todas las que asistíamos a clase nos hicimos grandes amigas. Seguimos en contacto. De hecho, aunque hace mucho que dimos a luz (y la mitad ya vamos por el segundo hijo), "las chicas del grupo del yoga" —como nos autodenominamos— seguimos quedando una vez por semana.

Los conceptos y temas relacionados con el embarazo y el parto que Gurmukh y el resto de mujeres planteaban en la clase daban pie a maravillosas conversaciones. Era un espacio estupendo para compartir información y plantear dudas. Los temas que se abordaban en clase me animaron a buscar y plantearme opciones distintas al parto convencional.

Gracias a ello, decidí tener a mi hijo en casa, una experiencia que cambió mi vida. Cuando me quedé embarazada, di por sentado que iría al hospital, pediría la epidural y eso sería todo. Pensé que era lo que hacían todas las mujeres. No imaginaba que aún había mujeres que daban a luz en casa. Gracias a las referencias que me dieron mis compañeras de clase, encontré a comadronas maravillosas dispuestas a ayudarme y guiarme, pero lo que más me agradó de trabajar con ellas fue que jamás trataron de "dirigirme" o de hacer que mi parto encajase con un patrón preestablecido. Hace poco, tuve a mi segunda hija también en casa. Y aunque este segundo parto fue distinto al primero, en ambos casos, las comadronas no intentaron controlar el proceso o convertirlo en lo que no era. Dejaron que mi cuerpo dirigiese el parto.

En gran medida, lo que me convenció para dar a luz a mis hijos en casa fue la confianza que me inspiraba Gurmukh y la fe en sus palabras. Ella piensa que el cuerpo de la mujer tiene el conocimiento y la fuerza necesarios para traer hijos al mundo. La conciencia de integrarme en un linaje de mujeres que habían vivido tan espectacular experiencia antes que yo me ayudó a controlar el miedo y a confiar en mí como mujer y en la habilidad natural de mi cuerpo. Adquirí así las herramientas que necesitaba para tener un parto natural en casa.

¿Qué te aconsejo a ti, lectora? De entrada, que te relaciones con otras mujeres embarazadas. Si no tienes la posibilidad de asistir a una clase de yoga prenatal o de preparación al parto en tu zona, compra uno de los vídeos de Gurmukh, busca a otras mujeres embarazadas e ¡invítalas a hacer ejercicio contigo! Rodearte de personas que comparten tu experiencia y sentimientos es de vital importancia. Sólo otra mujer embarazada permitirá que hables del asunto tanto como necesites.

En segundo lugar, y es posible que esto sea lo más importante, no tengas prisa por que tu embarazo termine. Sea lo que sea que te ocurra, vives un momento irrepetible. Si estás en las primeras semanas, no pienses en las ganas que tienes de sentir a tu bebé moverse dentro de ti. Si ya lo sientes, no sueñes con haber dado a luz ya. No anheles un momento distinto al que vives. Aunque tengas náuseas al despertar, disfruta el momento. Disfruta también las semanas previas a la fecha de salida de cuentas, a pesar del nerviosismo y de la inquietud ante lo que está por ocurrir. Disfruta plenamente de cada etapa, porque cada instante forma parte de la experiencia.

Sinceramente, yo no era una de esas mujeres a las que les encanta estar embarazadas, en el sentido de que no me encontraba ni más bella ni más sexy, como les ocurre a otras. En todas las clases de Gurmukh, llegado un punto, nos sentábamos con las manos alrededor de la barriga y cada una cantaba a su bebé. Al hacerlo, yo sentía el tremendo poder que tenemos las mujeres y que nos permite crear una nueva vida. Es inspirador y formidable.

Por último, quiero dedicar unas palabras a Gurmukh. Es una pena que no todo el mundo pueda asistir a una de sus clases y sentir su energía en directo. ¡Aunque sus clases están siempre tan llenas que se diría que todo el mundo está en ellas! Ella irradia una luz que llena toda la sala. La fuerza y confianza que transmite es maravillosa. Estoy segura de que, al leer estas páginas, sentirás la esencia de su sabiduría y su cariño.

Os deseo a todas un hermoso viaje hacia la maternidad.

CINDY CRAWFORD

PRÓLOGO

Las comadronas siempre hemos estado cerca de las mujeres embarazadas y en los nacimientos. Actualmente, el parto está dentro del ámbito médico, y generalmente se trata desde las complicaciones y no desde la normalidad. Esto ha llevado a que las mujeres sientan un gran miedo y pierdan confianza en sus cuerpos. Han de seguir controles y hacer tratamientos como si estuvieran enfermas y los partos son atendidos en pequeños quirófanos como si se tratase de una intervención quirúrgica.

Desde mi formación como comadrona, totalmente tecnificada, sentía que algo no funcionaba bien. Las pruebas generaban más ansiedad que tranquilidad, las mujeres llegaban al parto totalmente desorientadas pidiendo una anestesia y los profesionales no sabíamos muy bien cómo ayudar. Muchas de ellas precisaban una cesárea. Más tarde surgían la inseguridad en el cuidado del bebé, las dificultades en la lactancia y las depresiones postparto.

En estas circunstancias, conozco el yoga y empiezo a encontrar respuesta a muchas preguntas. Lo incorporo a las clases de preparación al parto. Desde ahí aparece una nueva visión de la maternidad. Me encuentro con mujeres que buscan en su interior la fuerza para parir de forma natural. Que descubren su potencial instintivo para cuidar a sus hijos y amamantarlos. Niños que nacen sin llorar y sonríen desde el primer día.

Leyendo a Gurmukh sientes la magia de ser madre y de alumbrar un hijo. Encuentras buenos consejos y trucos. La autora te acerca a la práctica de la meditación de forma clara y sencilla, mediante reflexiones y ejercicios de gran utilidad para conectar con tu interior, ahí donde reside toda la sabiduría. Pero, sobre todo, te ofrece la experiencia de una mujer sabia que ha dado a luz a su hijo con plena conciencia.

Creo que esa combinación hace de este libro una referencia para cualquier madre que quiera vivir con plenitud su maternidad. También para aquellas personas que estamos al lado de las mujeres, pareja, comadronas, médicos, familia, amigos... Pues ellas solas no lo pueden hacer todo. Empieza a practicar en cuanto lo tengas en tus manos.

Como mujer, y como madre, esta obra me ha aportado mucho. Cosas que yo sentía e intuía las he visto reflejadas, por escrito, por primera vez. Me ha llevado a profundizar en los aspectos emocional y espiritual de la maternidad, que se suelen tratar de forma muy superficial en otros textos.

Agradezco a Gurmukh que ponga a nuestro alcance toda su sabiduría, proporcionándonos herramientas para seguir creciendo y poder así crear un mundo mejor.

IMMA CAMPOS
Comadrona y profesora de kundalini yoga

PRÓLOGO

Agradezco profundamente a Gurmukh Kaur, a la inspiración y a la palabra que ha recibido como bendición, la realización de este libro que difunde el conocimiento del kundalini yoga, transmitido por Yogi Bhajan y su esposa Bibi Ji, para la mujer. Expreso mi gratitud a su tenacidad y su gran experiencia en las clases de yoga para embarazo y postparto, y a que a través de este libro nos facilite poder recomendar este conocimiento yóguico, desde nuestras consultas de profesiones sanitarias. Y también agradezco que este libro resulte accesible para leer y practicar de manera progresiva y continuada por las mujeres que desean buscar una gestación, por sus parejas, para las embarazadas, y para la recuperación después del parto.

Y ahora, personalmente, os hablo como doctora ginecóloga y como profesora de kundalini yoga sobre mi valoración y recomendación para que esta tecnología sea aplicada para los cuidados de salud materno-infantil.

Llegué a la fuente del kundalini yoga según las enseñanzas de Yogi Bhajan de mis profesores en Barcelona, Hargobind Singh & Kaur Khalsa, casi veinte años después de haber iniciado el internado en Ginecología y Obstetricia de la Facultad de Medicina de Barcelona. En estos veinte años mi práctica profesional se complementó con la investigación sobre inmunología y tratamiento del cáncer ginecológico, por lo que me trasladé unos años a EE.UU. gracias a programas becados, al M.D. Anderson Hospital Cancer Center de Houston, primero, y, posteriormente, al Brigham and Women's Hospital de la Universidad de Harvard. Así, mientras preparaba mi tesis doctoral en la Universidad de Harvard, encontré las clases sobre ejercicios cuerpo-mente para manejar el estrés, con base de práctica oriental; es decir, que en Harvard me sumergí entre las moléculas de la bioinmunología tumoral, y me acerqué a las prácticas orientales aplicadas a la relajación. Tras unos años de práctica de yoga, y otras técnicas orientales y de meditación, encontré en el kundalini yoga el movimiento corporal, coordinado con la respiración, y el enfoque mental, las formas dinámicas, las formas pausadas, la meditación con alegría, la meditación en silencio,… es decir contactar con el aliento y la fuerza vital.

El mecanismo de acción del kundalini yoga se fundamenta en el efecto de la respiración coordinada con el movimiento dirigido a actuar sobre órganos y sistemas del cuerpo humano, y de sus centros vitales. La conexión con el enfoque mental, la respiración y con el sonido, proporciona una respuesta de activación bioquímica y bioeléctrica del metabolismo y de la fuerza vital de la persona, seguida de relajación o distensión, y de expansión, facilitando la recuperación del equilibrio del ser humano mediante la capacidad reparadora de la vitalidad de la persona. El nombre de kundalini yoga viene de la antigua medicina ayurvédica, hindú, que ubica la estructura vital de la persona en un circuito electromagnético, con su canal central paralelo al eje neurológico y glandular y sus ramificaciones en cables y redes. En el ámbito de la fisiología humana del conocimiento occidental, esta explicación se traduce en el efecto combinado y coordinado sobre la mente y el cuerpo, por diversos mecanismos físicos, de forma simultánea:

— **por contacto**, por la fricción de la piel y de todo el cuerpo con el movimiento.
— **por movimiento y masaje**.
— **por intercambio de gases y de iones** en la respiración.
— **por la transmisión de las ondas de vibración** del sonido.

En los campos biofísico y electromagnético se produce una despolarización y repolarización bioeléctrica de las células de las neuronas y de las células musculares, de las membranas de las células de las glándulas y de los órganos; bioquímicamente tienen lugar cambios en el metabolismo de los azúcares, de los hidratos de carbono: la glucólisis, que es el proceso celular de combustión para producir energía en nuestras células, y la neoglucogénesis, que es el proceso de su almacenamiento como reserva. El estado de equilibrio primordial va a llegar hasta las células físicas del cuerpo, lo que facilita la regulación y equilibrio en los órganos de los sistemas, así como sobre la secreción neuro-endocrina, los neurotransmisores y las hormonas. La interconexión de los centros, anatómicos y funcionales, neurológicos, vasculares y glandulares favorecen el funcionamiento armónico y global de la persona: el cuerpo, la mente y la manifestación espiritual.

Esta metodología, sobre los efectos del kundalini yoga para los temas de salud, se la agradezco a la línea del GRD Center fundado por Yogi Bhajan en 1996, y dirigido por la Dra. Shanti Shanti Kaur.

Somos seres espirituales que tenemos una experiencia terrenal, y para ello precisamos de la fecundación-desarrollo intraútero, del nacimiento, del crecimiento, del amor y la guía de estos seres que son la madre y el padre. El proceso de gestación de un ser humano, la anidación física y espiritual en este ser, tiene lugar al mismo tiempo que el proceso de expansión creativa de la mujer.

La belleza y la maravilla de la creatividad infinita queda plasmada con cada nueva encarnación, con cada ser humano que se manifiesta en nuestra sociedad, en este planeta. Es como cada expresión de Ek Ong Kar. El kundalini yoga, como yoga de alta velocidad y acción, y rápido efecto, facilita la conexión con la conciencia, la manifestación del sentir espiritual de cada ser, la llamada del alma. Esta es la llamada a la manifestación, a la comunicación, a sentir la divinidad en una/o. Así la reverenciamos en cada Sat Nam: el proceso de renacimiento que cada ser puede experimentar con la práctica de kundalini yoga, es expandido en el embarazo.

Y así lo transmito, desde mis recomendaciones médicas, a las mujeres para su salud, y especialmente, para su salud pre- gestacional o post-. Pues, ¿qué opináis?, ¿es algo estresante nuestra vida?, ¿representa la maternidad un cambio importante en nuestro ritmo de vida en la sociedad actual? Mi respuesta fue afirmativa. Vivimos una época en la que hay muchas demandas y poco soporte para afrontar los cambios de la maternidad, así como compartir la paternidad. Esta realidad es conocida en el ámbito profesional sanitario, y por ello he difundido en congresos médicos de contenido naturista, así como de ginecología, las aportaciones de la práctica de kundalini yoga, en el programa adaptado al embarazo y postparto, para la salud de la mujer y del bebé, extensible al padre, y al núcleo de convivencia.

Este programa ha sido evaluado, por las mujeres que han participado, mediante un cuestionario autoadministrado al inicio y al final de las sesiones. Así han referido acudir con estados emocionales de tristeza, irritabilidad, sensaciones de invasión y de no tener tiempo, e incluso de cansancio mental y físico. Al final del programa han expresado que les ha aportado un aumento de su sensación de facilidad respiratoria, de fuerza física, de la aplicación de recursos propios, de aprendizaje rápido para calmar la mente, para manejar situaciones novedosas.

Por tanto, adelante en estos pasos hacia la práctica del kundalini yoga, adaptada al embarazo, al postparto, y a la crianza, para fortalecerse ante los cambios de este proceso, mediante la potenciación de los recursos propios y la concienciación ante las nuevas situaciones que se viven, especialmente recomendado en el primer embarazo, o en cualquier momento que llegue a tus manos.

SAT NAM
GURU KARM KAUR
DRA. MARÍA GLORIA BORRÁS-BONEU
Ginecóloga y profesora de kundalini yoga

CÓMO UTILIZAR ESTE LIBRO:
UN PROGRAMA DE VIDA

El efecto que produce la llegada de un hijo a tu vida recuerda a lo que ocurre al lanzar una pequeña piedra a un estanque. Se crean ondas que se expanden hacia fuera y que no sólo afectan a tu existencia, sino a la de tu núcleo familiar, tus amigos, la familia menos cercana, la comunidad y, por último, todo el planeta.

El *Camino Khalsa*, el programa que enseño en Golden Bridge, mi centro de Los Ángeles, se basa en esta sencilla metáfora. El programa se basa en técnicas de la antigua ciencia del kundalini yoga y la meditación que, unidas a clases de yoga, hacen posible notar cambios en el ámbito familiar y personal en un plazo breve. Más que una serie de clases de yoga prenatal, el Camino Khalsa es un programa de vida que versa no sólo sobre el alumbramiento, sino también sobre el hecho de ser padres, además de otros temas de conciencia comunitaria.

Un parto es, sin lugar a dudas, un momento de transformación en la vida de toda mujer: además de nacer un bebé, una mujer se convierte en madre, un hombre en padre y una familia en familia. A partir de un único hecho, surgen muchas ondas que afectan al conjunto de la sociedad.

En estas páginas, encontrarás un programa de salud emocional, física y espiritual que va más allá de los nueve meses de embarazo. Te puede servir tanto si estás pensando en tener un hijo como si ya estás embarazada de tu primero o de tu quinto hijo. El libro está dividido en apartados que abarcan los tres trimestres del embarazo, el parto y la nueva vida con el bebé. En los distintos apartados, encontrarás capítulos con consejos, datos y elementos de inspiración que te ayudarán en tu trayecto hacia la maternidad.

En cada etapa del camino, surgirán muchas oportunidades de crecer y reforzarte tú como persona, tu hijo, tu relación, tu familia, tu aportación a la comunidad y, por encima de todo, tu espíritu. El libro pone a tu alcance herramientas para ayudarte a explorar y, cuando sea preciso, sanar tu historia y tus prejuicios sobre el embarazo, el parto y la maternidad. Esas herramientas te permitirán crear un vínculo más profundo y más consciente con el alma que está creciendo en tu interior. Y como ocurre con las ondas del estanque, el proceso se extenderá y abarcará también a tu pareja y otros niños, honrando la conexión que existe entre todos vosotros.

He pretendido proporcionarte información a la que no has tenido acceso hasta ahora, conocimientos sobre parto y cuidados infantiles que no forman parte del acervo cultural occidental actual, a pesar de que llevan eones funcionando. La información permite elegir libremente y mi deseo es que tanto tú como tu familia tengáis todo lo necesario para elegir con conciencia cómo dar respuesta a vuestras necesidades físicas, emocionales y espirituales.

Te animo a que utilices este libro según tu criterio. Puedes leerlo de manera tradicional, de principio a fin, o ir saltando de apartado en apartado, leyendo capítulos sueltos que traten sobre aspectos físicos o emocionales que te preocupen en ese momento. Pero, por encima de todo, hazte caso. Tal vez prefieras realizar varios de los ejercicios y meditaciones sugeridos o, por el contrario, optes por uno y lo repitas durante cuarenta días. Otra opción consiste en tomar el libro en las manos, cerrar los ojos, decir una oración y pedirle a Dios, sea como sea que lo imagines, que te guíe a través de tu intuición para dar respuesta a las necesidades del momento. Hecho esto, abre el libro y lee la página que haya salido. El mensaje que contenga esa página será el que precisas recibir en ese instante. Tenlo presente a lo largo del día. Así es como suelo utilizar los libros que me parecen inspiradores y, no falla, siempre obtengo la respuesta que busco.

QUE DIOS TE BENDIGA,
GURMUKH

ÍNDICE DE EJERCICIOS Y MEDITACIONES

EL PRIMER TRIMESTRE 15

Meditación sencilla   21

Crear un espacio sagrado   26

Conectar con el infinito   28

Honra tu condición de mujer   33

El equilibrio emocional   37

Adiós a las náuseas   39

Ejercicio para mejorar la respiración   42

Autoestima y aceptación   47

Sanar heridas emocionales del pasado   52

El equilibrio mental   56

Trabaja tu paciencia   60

Meditación para la felicitación de la pareja   63

Destierra el miedo   65

Toma decisiones   70

EL SEGUNDO TRIMESTRE 71

Conectar con el bebé 75

Postura del árbol 83

Sé feliz 86

Bailar de alegría 91

Aceptarte como eres 94

Ejercicios para adquirir fuerza y resistencia 98

Tratamiento para una piel luminosa 102

Energía y circulación 105

Consigue una mayor intimidad con tu pareja 108

Meditación para aumentar la intuición 114

Compromiso 122

Para aliviar el dolor de espalda y de cadera 128

Sana de pies a cabeza 134

Meditación para superar el miedo 139

Abre tu corazón 142

Despierta tus poderes ocultos 146

Sueños placenteros 151

EL TERCER TRIMESTRE 153

Meditación para confiar y soltarse 158

Meditación del cisne blanco 161

Meditación para la prosperidad 166

Meditación para prepararte para el parto 170

A la espera del parto 174

EL PARTO ... 177

- Meditación para usar la energía de la Madre Tierra 180
- Ejercicio para erradicar la duda 184
- Meditación para una concentración poderosa 189
- Meditación para irradiar luz 193

... Y DESPUÉS 195

- Brazos fuertes y amorosos 200
- Mejorar la lactancia 206
- Conectar con la familia 212
- Canción de gratitud y amor 215
- Hacer frente a los retos del mañana 221
- Hay suficiente amor para todos 224
- Meditación para la fuerza maternal 227

Reflexión final: un nuevo mundo 228

- Crear un mundo hermoso 231

INTRODUCCIÓN

Concha blanca, la mujer,
se mueve...
Ante ella, todo es hermoso,
se mueve,
tras ella, todo es hermoso,
se mueve.

CANCIÓN DE LOS INDIOS
NAVAJOS

Llevo treinta y dos años ejerciendo como profesora de yoga y meditación y he sido testigo en infinidad de ocasiones del increíble potencial de esta antigua ciencia para elevar el espíritu y sanar la mente y el cuerpo. La palabra "yoga" viene de *yugo* y remite a la unión de una persona con el Infinito. El yoga es, en esencia, una relación y, eso se pone de manifiesto con mayor contundencia, si cabe, durante el embarazo, ese tiempo en el que la vida de la madre está íntimamente ligada a la del bebé. En nuestro centro de yoga de Los Ángeles, *Golden Bridge*, recibimos cada semana a cientos de mujeres con sus parejas que se apuntan a cursos de yoga para embarazadas, cursos de preparación al parto y clases de yoga para después del parto. Esas madres y padres acuden porque desean tener un embarazo saludable, pero lo que me hace sonreír es ver cómo van tomando conciencia de que prepararse para el nacimiento de su hijo es, en realidad, prepararse para toda una vida como padres. El yoga crea un estado de receptividad que nos permite aprender e introducir en nuestras vidas, cambios duraderos.

Tener un hijo provoca una hermosa alquimia. Lo que el alma del hijo te aporta como madre y lo que tú aportas al alma de tu hijo os transformará a ambos a la vez. No exagero si afirmo que dar clases a mujeres embarazadas me apasiona. Tener un hijo es como vivir una oración, un estado de gracia extraordinario. El poder que se nos ha otorgado a las mujeres para crear una vida en nuestro cuerpo es de una grandeza inabarcable. En nuestra cultura, olvidamos con excesiva frecuencia que se trata de un milagro sagrado. Esta importante lección me la enseñó hace mucho tiempo una joven llamada Mary.

De niña, Mary era tranquila y tenía mucha imaginación. Podía pasar horas sentada junto a la ventana, soñando despierta mientras contemplaba el paisaje desde la ventana o jugando con sus muñecas. Como era de naturaleza reservada, en su familia la llamaban "Mary la que se sienta y no hace nada", un apodo que hizo que sintiese que era una decepción para su entorno. Dio por sentado que no debía de ser demasiado inteligente y que debía de tener algún problema porque era la única persona que conocía a la que le gustaba estar tranquila. Creció en la década de los cuarenta y los cincuenta, una época en la que éxito equivalía a acción. En su pequeña granja de un pueblo de Illinois, nadie había oído la palabra "meditar".

A principios de la década de 1960, cuando era adolescente, un médico le recetó a la hermana de Mary unas pastillas para adelgazar, algo muy habitual en aquellos tiempos. El médico no explicó que el medicamento en cuestión contenía anfetaminas y creaba adicción. Cuando la hermana de Mary le sugirió que las tomase ella también porque proporcionaban mucha "energía", ella aceptó de buen grado y pronto, obtuvo su propia receta. Las pastillas hicieron que su mente se acelerara y su peso bajara y, además, le dieron una energía frenética. "¡Vaya! Ahora soy 'Mary la que lo hace todo'", se dijo. Al fin podía satisfacer a sus padres y comportarse como una joven productiva más.

Mary se volvió adicta a las pastillas enseguida. En aquella época, la sociedad norteamericana desconocía el término "adicción", pero ella era consciente de que no podía estar ni un solo día sin las pastillas. Aun así, mantuvo su adicción en secreto. Al fin y al cabo, ¿con quién podía hablar de ello en realidad? Con nadie que conociese.

A los diecinueve años, Mary dejó su pequeño pueblo de Illinois para ir a la Universidad de San Francisco, California. En California, le fue imposible conseguir recetas para las pastillas. Al principio, sintió pánico, pero después se dio cuenta de que tenía que dejarlas. Y así lo hizo. El brusco abandono de las pastillas hizo que pasase un año enferma y apática. De noche, las pesadillas no la dejaban dormir.

Al cabo de un tiempo, conoció a un hombre y se enamoró. Se trataba de un estudiante de doctorado doce años mayor que ella. María le vio como un hombre sabio y fiable que, según pensó, podría sustituir a su padre, que había muerto de cáncer tras un largo y doloroso proceso meses antes de que Mary se enamorase de aquel hombre.

Cuando se dio cuenta de que estaba embarazada, no supo qué hacer. Tenía veintiún años. Pensar en llamar a su familia, tan conservadora, y explicarles que se había quedado embarazada le resultaba muy estresante y sentía vergüenza porque estaba segura de que sería una decepción para ellos. Y aunque ninguno de los dos estaba listo para el matrimonio, tanto ella como su novio pensaron que no tenían más opción que casarse. El aborto no era legal y la sociedad no estaba preparada para aceptar a una madre soltera. Fue un momento duro y lleno de confusión pero, a la vez, la entusiasmaba la idea de sentir una vida creciendo en su interior.

Buscó un ginecólogo en las páginas amarillas de San Francisco, y eligió el que quedaba más cerca de su domicilio. Por mucho que se esforzó por apreciarle y confiar en él, no lo logró. Era la clase de médico que ni siquiera decía "hola" cuando el paciente entraba en su despacho y hacía comentarios insensibles como "Si aumenta más de peso no podrá entrar en la sala de partos porque no pasará por la puerta". Se sentía humillada. Al haber dejado las pastillas para adelgazar, ya no tenía la falsa sensación de autoestima que proporcionan las drogas, ni mucho menos la energía o el sentimiento de que podía hacer lo que se propusiese. Su ánimo caía en picado y se sentía gorda y fea y el médico no hacía sino confirmar la mala impresión que se había creado de sí misma.

Al salir de la consulta, Mary lloraba sin parar, y le explicaba a su marido que aquel médico le daba miedo. A pesar de ello, a ninguno de los dos se le ocurrió que pudiesen cambiar de ginecólogo. Era como si les pareciese tan bueno que no se atreviesen a llevarle la contraria. Así, aún con un rictus de angustia, siguió acudiendo a la consulta del médico cada semana, sintiéndose como una auténtica fracasada en todo momento.

Dio a luz el 4 de noviembre de 1964, el día en que Jerry Brown salió elegido gobernador de California. Su marido no pudo acompañarla a la sala de partos, en la que había un televisor encendido, porque el equipo médico no quería perder detalle de las elecciones a gobernador. La extendieron en una camilla y la dejaron con las piernas abiertas y los pies en los estribos. Sin comentar nada ni pedirle permiso, el anestesista la pinchó en la espalda con una aguja muy larga. Más tarde, comprendió que le habían administrado la epidural sin su consentimiento.

Durante el parto, el anestesista fue el único que le hizo alguna pregunta. También le sostuvo la mano. Pensó que era el único a quien le importaba. Años después, se dio cuenta de que la única razón por la que le hablaba era para valorar el efecto de la anestesia. Pero ella no olvidaría nunca su mano en la suya porque era lo único humano en aquella sala de partos deshumanizada. Las paredes eran de un verde frío y apenas podía ver los rostros de quienes la atendían porque estaban todos pendientes de la televisión y de los resultados de la elección. Por supuesto, sólo hablaban de quién iba a ganar. Mientras tanto, Mary estaba allí, bajo el peso de la política y de la cháchara, rezando para que alguien la ayudase, la animase, la tranquilizase y le dijese que todo iba a salir bien y que podía hacerlo. Nada de eso ocurrió.

Así fue como vino al mundo su bebé.

Mary era demasiado ingenua e ignorante y estaba demasiado asustada para exigir que se ocupasen de ella. De hecho, ni siquiera sabía a ciencia cierta qué necesitaba. Estaba totalmente desconectada de su propio sentir. No había oído hablar jamás del yoga, de las clases de preparación al parto ni de libros sobre embarazos. Finalmente, perdió la conciencia y no recuerda cómo salió su hijo de su vientre.

Después de tres días en el hospital —que en aquel entonces era el periodo habitual—, Mary se dispuso a volver a casa con su hijo, un bebé de 3 kilos y 270 gramos al que puso por nombre Shannon Danuele. Había empezado a darle el pecho, a pesar de que nadie la hubiese animado a hacerlo. El personal del hospital le proporcionó biberones y leche, pero ella sentía en lo más hondo de su corazón que lo apropiado era darle el pecho a su hijo como su madre había hecho con ella.

De una cosa estaba segura: no quería circuncidar a su hijo. No tenía ni idea de qué aspecto tendría un joven sin circuncidar porque todos los hombres de su familia y todos los bebés a los que había cuidado de adolescente estaban circuncidados. Sin embargo, ella no veía por qué su hijo habría de pasar por la dolorosa extirpación de una parte natural de su cuerpo. Le dijo al médico que aquella práctica, además de algo bárbara, le parecía innecesaria. El hombre se subió por las paredes.

—¡Creará un monstruo que la odiará por no haberle circuncidado! —advirtió. No permitiré que se lleve a este niño hasta que haya entrado en razón.

Ella lloró, suplicó, pero sintió que tenía las de perder. Una vez más, los demás tenían razón y ella estaba equivocada. Al final, consintió a la operación para que le permitiesen irse a casa con su hijo.

A los once días de nacer, Shannon sufrió un paro cardiaco. Había nacido con un defecto cardiaco congénito. Mary y su marido lucharon por mantenerle con vida. Shannon no podía llorar porque, de hacerlo, su corazón se detendría. Muchas noches, la pareja se subía a su furgoneta Volkswagen vacía y conducían por las calles solitarias de San Francisco, colina arriba y colina abajo, para evitar que el pequeño Shannon llorase. Y, aunque le costaba mucho mamar, Mary siguió dándole el pecho aunque completase su alimentación con leche maternizada y biberón. Casi siempre lo tenía en brazos, por lo que apenas dormía ni comía, pero sentía que aquélla era su misión. Los médicos explicaron que si Shannon llegaba a cumplir dos años, podrían operarle y salvarle la vida.

Pero no llegó a los dos años. A los siete meses, Shannon abandonó su cuerpo y regresó al lugar sin tiempo en el que moran las almas. Murió en el hospital, justo cuando Mary había ido a casa para dormir un par de horas. No tuvo ocasión de sostenerle en sus brazos en sus últimos momentos. Ni siquiera se pudo despedir de él.

El día después de la muerte del pequeño, al marido de Mary le dieron un puesto de interno para realizar su doctorado en una clínica psicológica, al norte del país. Le preguntó si debía ir. Ella le contestó: "No te preocupes, estaré bien."

Y así, se quedó sola. No hay palabras para describir el dolor que sintió ni la locura, rabia y tristeza que la embargaron. Sólo oía una voz muda y dolorida en su interior. Apenas era consciente de que se llevaba las manos a la cabeza, tiraba de sus cabellos y gritaba al cielo: "¡No! ¡No!". ¿Qué mal había hecho? ¿Acaso no había nadie con quien pudiese hablar, nadie que la pudiese ayudar? Pasó días enteros andando en círculo, por su apartamento vacío, silencioso, pero ni siquiera aquel movimiento constante aliviaba su agonía ni su sensación de pérdida y de culpa.

No tenía herramientas para enfrentarse al duelo, no sabía cómo superar su aislamiento. Mary tardó muchos años en comprender hasta qué punto entregar su poder a los demás e ignorar sus instintos naturales la había llevado a tan trágico desenlace.

Conozco bien esa sensación. Mary "la que se sienta y no hace nada" era yo.

De mi historia y de las muchas que otras mujeres han compartido conmigo a lo largo de los años, extraigo la conclusión de que los avances técnicos disponibles en nuestro tecnológico sistema médico suponen, a la vez, un reto para las embarazadas y parturientas. La autoritaria tradición médica occidental no sólo hace caso omiso del conocimiento que las mujeres tienen de sí mismas, de sus cuerpos y de sus sentimientos, sino que, abiertamente, lo desacredita. En muchas ocasiones, los únicos datos que se consideran son los que dan los médicos o los que resultan de los análisis clínicos. Y muchas mujeres dan por sentado que, si quieren ser mujeres modernas y madres responsables, no se pueden dejar llevar ni por sus sentimientos ni por su intuición. Mi misión en esta vida es impedir que un número creciente de mujeres y niños sufran, como me ocurrió a mí con mi primer hijo, a causa de la ignorancia.

Ahora comprendo que Dios no comete errores. Toda vida tiene un propósito profundo. Creo que mi hijo fue una especie de ángel guardián para mí porque, de no ser por él, no habría buscado sanarme y tal vez no hubiese cumplido mi destino, que es el de compartir contigo la profunda sabiduría de la ciencia del kundalini yoga y la meditación que Yogui Bhajan puso al alcance de todos. La sabiduría de las antiguas tradiciones te ayudará a reconciliarte con tu verdadera naturaleza. Si sabes ser persona, sabrás ser madre, ¡podrás ser lo que quieras!

Al final, me divorcié de mi primer marido. Más que cruel, fue una separación triste. Pasé años deseando volver a estar con alguien. La tristeza por la muerte de mi hijo y por toda una vida sintiéndome fuera de lugar, viviendo sin un propósito claro, me llevaron a cuestionarme el porqué de mi presencia en la Tierra y el fin de todo ello. Viajé por todo el mundo, como si recorrer miles de kilómetros fuese a hacer más fácil que encontrase lo que buscaba: a mí misma. Ahora, cuando pienso en aquellos tiempos, entiendo que había iniciado una búsqueda espiritual, que trataba de dar respuesta a las grandes preguntas de la existencia. Buscaba a mi gente, a mi tribu y mi casa.

Dejé de vivir en Haight Ashbury y fui hacia el Gran Sur, luego recorrí México en autostop y conviví con comunidades nativas de la zona. Tras eso, pasé dos años en una playa de Maui, viviendo como una *hippie*, bailando, cantando, ayunando, tomando drogas alucinógenas, haciendo *surf* y sin poseer nada. Para mí, la libertad era aquello, una vida sin compromisos, nada que ver con el ambiente estricto en el que me había criado. En un momento dado, Dios me condujo a una comunidad zen budista donde conocí el zazen. Durante un año, pasé siete horas al día sentada en silencio, meditando, sin tomar drogas y practicando el celibato. De hecho, tenía previsto hacerme monja zen, pero antes de viajar a formarme en Japón, regresé unos días a casa para visitar a la familia y despedirme. No tenía idea de lo que la vida me tenía reservado.

Era el año 1970. Y nuevamente por la gracia de Dios, llegué a un *ashram* en Arizona en el que practicaban el kundalini yoga y la meditación. En el Gran Sur había coincidido con un viejo amigo. Bueno, de hecho, al cumplir los veintiuno, me buscó porque, según dijo, soñó que Dios le pedía que me llevase con él a un ashram en Arizona. ¿Un ashram? Ni siquiera conocía el término. Pero era alguien en quien yo confiaba plenamente y estaba tan seguro de que cumplía un encargo divino que no podía no hacerle caso. Así que pensé, bueno, ¿y por qué no? Llevaba años siguiendo el flujo de la vida. Podía retrasar mi viaje a Japón unos días. Metimos todo en su pequeño Volkswagen, un escarabajo, y partimos rumbo a Tucson sin imaginar lo que nos esperaba.

Al llegar, pagó setenta y cinco dólares por el alquiler de una habitación durante un mes y me inscribió en el ashram. Se quedó conmigo, meditando, durante siete días y, luego, simplemente se marchó sin decir adónde. No le volví a ver jamás. No sé cómo explicarlo pero en cuanto crucé las puertas del ashram sentí una gran paz en mi interior, como si ya hubiese estado allí antes. Aquel día encontré mi verdadero camino, mi *dharma*. El cansado viajero había, al fin, vuelto a casa. De eso hace ya más de tres décadas.

Mi maestro espiritual, Yogui Bhajan, dio a conocer la tecnología del kundalini yoga y la meditación en Occidente. Durante miles de años, el kundalini fue una práctica mística secreta que pasaba sólo de maestros a alumnos, pero Yogui Bhajan rasgó el velo del secretismo y puso esta poderosa técnica, antes destinada sólo a ascetas, al alcance de todo el mundo. La vida de muchas familias y personas que viven en comunidad ha mejorado mucho y se ha vuelto más dichosa, sana y plena gracias a ello. Fue él quien me dio mi nombre espiritual, Gurmukh, que significa "la que ayuda a miles a cruzar los océanos del mundo". También me anunció que ayudaría a traer hijos al mundo.

Al principio, me tomé sus palabras al pie de la letra. Vivía en un ashram en el norte de Nuevo México. Fui a ver a un obstetra y ginecólogo de Santa Fe especializado en partos en casa. Me ofrecí a limpiar su casa y su despacho a cambio de que me permitiese ayudarle en los partos y me enseñase cuanto supiese de alumbramientos. Ver a tantas almas llegar al mundo y respirar por primera vez fue una experiencia divina. Aprendí mucho sobre cómo ayudar a esas almas a nacer y sobre el poder que tenemos las mujeres, nada que ver con la experiencia que había vivido dando a luz a mi hijo Shannon. Sin embargo, no me veía convirtiéndome en comadrona, me formé como profesora de yoga y me dediqué a ello a tiempo completo.

En 1977, fui a la India en *yatra* o peregrinaje espiritual y, al volver, me mudé a Los Ángeles, donde finalmente conocí a mi alma gemela, a mi pareja espiritual, Gurushabd Singh. Nos casamos en otoño de 1982. Nos levantábamos siempre a las 3:30 e iniciábamos la jornada con una *sadhana*, una práctica de oración, yoga y meditación diarias. Soñé que me quedaría embarazada el 15 de mayo. Guardo un recuerdo tan vivo de ello que, si cierro los ojos, puedo volver a contemplar las visiones como si se tratase de una película. Ya había cumplido los cuarenta y pensé que concebir no sería asunto sencillo. Pero, como no podía ser de otro modo, el 15 de mayo de 1983, a los cuarenta y dos años, me quedé embarazada de nuestra hija, veinte años después del nacimiento de mi hijo. Fue un milagro divino.

En aquella época, sólo había una clase de gimnasia para embarazadas en todo Los Ángeles. Acudí pero no me pareció ni acogedora ni educativa. Me sentía gorda, rara y fuera de lugar. No hablábamos ni nos sentíamos en familia; nos limitábamos a movernos al ritmo de una música frenética, como si se tratase de una vulgar clase de aeróbic. Luego, me apunté a una clase de estiramientos en el estudio de Jane Fonda, un estupendo centro de entrenamiento situado a poca distancia de casa. La clase la daba Peter, un hombre muy amable que me apoyaba en todo y al que tomé mucho cariño durante mi embarazo. A medida que mi vientre crecía, él iba adaptando la clase a mis necesidades. Yo me salía antes de acabar, cuando empezaban la tanda de abdominales, le daba un abrazo a Peter y volvía a casa dando un paseo, agradecida, consciente de que los abdominales no eran para mí. Me sentía tan cómoda y feliz que acudía a clase prácticamente a diario, principalmente por el placer de compartir tiempo con otras personas.

Como profesora de yoga que era, ideé un programa de ejercicios para mí. Cada día caminaba, hacía una serie de los ejercicios que Yogui Bhajan recomendaba para las embarazadas y meditaba. Gracias a Dios y a ese programa de ejercicios, pude hacer frente al reto de dar a luz a los cuarenta y tres años. Algo difícil pero en ningún caso imposible.

Nuestra hija Wahe Guru Kaur nació en febrero de 1984, en casa, con la ayuda de una comadrona. Contrariamente a lo que le había pasado a la ingenua Mary, la experiencia del parto fue como una larga meditación, un ir constantemente hacia el interior que abrió mi cuerpo como se abren los pétalos de una flor al sentir el calor del sol. Por lo menos, así es como lo recuerdo. Hace un par de años, alguien me preguntó si grité durante el parto y, muy segura, contesté que no. Mi marido me miró como si me hubiese vuelto loca y apuntó: "¿Qué dices? ¡Gritaste como una posesa!". Bueno, lo cierto es que no lo recuerdo porque estaba inmersa en un viaje interior, sin palabras.

Tanto mis estudiantes como personas que no conocía me preguntaron qué había hecho durante el embarazo. Comprendí que había aprendido ciertas cosas que podía compartir y empecé a dar clases de yoga a un reducido grupo de mujeres embarazadas en mi diminuta casa —nuestro "nidito", como lo llamábamos, porque era acogedor y cálido—, mientras mi hija Wa dormía en la habitación de al lado. El número fue creciendo y me encontré enseguida con una gran cola de mujeres que aguardaban en mi puerta, ávidas de que les enseñaran a enfocar de un modo distinto su embarazo. ¡Tuvimos que mudarnos a una casa más grande para poder dar las clases!

Hoy, diecinueve años después, cientos de mujeres siguen *El Camino Khalsa*, el programa educativo semanal para mujeres embarazadas y sus parejas que enseñamos en nuestro centro Golden Bridge. La mayoría de las madres vuelven a los cuarenta días con sus bebés para asistir a clases de "Madres y bebés". También recibimos con los brazos abiertos a los padres. El centro se ha convertido en una gran familia que no para de crecer. Tras estos años, he comprendido al fin lo que Yogui Bhajan quiso decir cuando me anunció que ayudaría a traer hijos al mundo. Se refería a que ayudaría a que nuevas almas llegasen a brazos de madres preparadas física, mental y espiritualmente para guiar sus pasos por el extraordinario viaje que es la vida.

Yogui Bhajan explica que no fue a América a buscar alumnos sino a formar profesores. Siguiendo esa línea, nuestro centro de entrenamiento para profesores Khalsa Way atrae a mujeres de todo el mundo que siguen un curso de setenta horas de formación que dura una semana, tras las que reciben un certificado. Estas mujeres pueden, luego, volver a enseñar en sus lugares de residencia llevando así más y más lejos estos conocimientos. Gracias a eso, estas antiguas enseñanzas están ayudando a mujeres y familias de todo el mundo y, con ello, están mejorando el propio mundo.

Como padres, tenemos la obligación de elevar nuestra conciencia no sólo en lo relativo a la concepción, el embarazo, el parto o el hecho de ser padres sino en el conjunto de nuestras vidas. Es nuestro deber procurar todo lo necesario para que nuestros hijos lleven una vida que les permita recordar quiénes son en realidad: *seres espirituales que han nacido para tener una experiencia humana.*

Nuestros cuerpos son el medio que nos permite conocer y cuidar nuestra conexión con el Infinito. Hacemos ejercicio para despertar la kundalini, la energía primigenia que descansa en la base de la columna, enroscada como una serpiente dormida. El kundalini yoga actúa como la flauta de un antiguo encantador de serpientes indio que es capaz de sacar a la cobra de su sopor. Para lograr que la energía suba por la espalda, el kundalini yoga se vale de combinaciones de *asanas* (posturas), *pranayamas* (ejercicios de control de la respiración), *mudras* (posturas de manos) y *mantras* (sonidos que se repiten para cambiar la conciencia).

Al practicar esta clase de yoga, aun en su forma más simple, no sólo se consigue fortalecer el cuerpo físico, sino que se estimula y equilibra el sistema de chakras. *Chakra* es un término sánscrito que significa "rueda". Imagina tus chakras como vórtices de energía que giran en distintas partes del cuerpo. Cada uno de los chakras irradia un tipo de energía concreta que es vital para la salud, la felicidad y el bienestar de la persona. ¿Qué hace el kundalini yoga en realidad? Aúna la energía del sistema glandular y la del sistema nervioso central y crea un estado de sensibilidad que estimula el cerebro. Gracias a ese estímulo, el cerebro puede integrar las señales tal y como las recibe. El resultado es una claridad cristalina en las percepciones, los pensamientos y las intuiciones. De ahí que, a menudo, se diga que el kundalini yoga es el "yoga de la conciencia".

Cuando una mujer pone en práctica las antiguas enseñanzas y técnicas yóguicas, crea una comunión entre su ser y el alma que crece en su vientre. Los seres exterior e interior alcanzan una unión más completa y la mujer se conecta con la serena fuente de fuerza y compasión que es el centro de su ser.

En mis plegarias, siempre pido que cuando una mujer empiece a utilizar esta maravillosa ciencia que es el kundalini yoga, experimente un auténtico cambio en su vida que aumente su bienestar y felicidad y la anime a seguir dedicando tiempo a estas técnicas que cambian la vida, consiguiendo así una existencia más plena tanto para ella como para sus hijos, su familia y el mundo en sí. Que el embarazo sea la chispa que encienda un aprendizaje que dure toda la vida.

Este libro no es un manual. No te explica cómo dar a luz de manera nueva, mejor o diferente. Tampoco se refiere a la "gestión" de tu embarazo. Al igual que el yoga es más una práctica de autoaceptación que un programa de ejercicios orientado a la mejora personal, el kundalini yoga y las meditaciones que figuran en este libro pretenden orientar tus pasos hacia tu interior, para que recuerdes el conocimiento que ya está en ti. La experiencia de tener un hijo contiene en sí todo lo necesario. De ti, sólo requiere que la aprecies como merece.

Te ofrezco este libro a modo de herramienta, consciente de que las antiguas prácticas de la tradición yóguica pueden avivar la llama de un conocimiento innato que ya llevas dentro de ti. Uno de los mayores desafíos que presenta el embarazo y el hecho de ser madre es que nadie puede enseñarte a hacerlo. Puedes buscar inspiración y aprender técnicas, pero cada hijo y cada parto es único e irrepetible, como un copo de nieve; ninguno es idéntico a otro.

Durante miles y miles de años, las mujeres no leían libros sobre partos porque no existían. Y aunque no sabían nada de fechas de salida de cuentas, se regían por las lunas crecientes y menguantes. Por encima de todo, sabían muy, muy bien cómo se sentían. Cada persona que existe en la Tierra es la manifestación de eones de partos de éxito. Este antiguo conocimiento está inscrito en los huesos y las células de todas las mujeres. Este libro refleja la voz y la historia de muchas mujeres que, a lo largo de los siglos y de generación en generación, han hecho uso de conocimientos atemporales sobre el parto y el cuidado tanto de los bebés como de sus preciosos cuerpos.

A través de este libro pongo a tu alcance técnicas comprobadas a lo largo del tiempo, meditaciones y ejercicios que te ayudarán a mejorar tanto física como mental y espiritualmente. Haz hasta donde te sientas cómoda. Con la práctica, podrás ir aumentando los tiempos, y tu fuerza y concentración se incrementarán también. Transmito estos conocimientos desde lo más profundo de mi corazón, tal y como los he recibido de la Cadena Dorada de mujeres que me ha precedido: profesoras, madres, santas, guerreras, líderes y amadas. En su nombre, rezo para que tengas un hijo sano, un embarazo feliz y para que recibas la inspiración necesaria para ser una madre consciente que elige conscientemente.

¿A qué me refiero cuando digo "consciente"? Tal vez sea más sencillo explicar lo que no quiero decir. No pretendo sugerir que adoptes un nuevo sistema de creencias. Ser consciente implica tener una experiencia genuina de aquello que se presenta ante ti, evaluar la vida sobre la base de la verdad y no en función de una "realidad consensuada" por la sociedad, los medios de comunicación, tu familia, tus coetáneos o quien sea que decida qué debemos ver, qué deberíamos estar haciendo o qué es imperativo hacer. Vive el mundo desde ti y deja que tu intuición y tu inteligencia sean quienes determinen tus elecciones.

Hay un dicho que afirma que las mujeres paren como viven. Si llevas una vida tranquila, radiante y feliz y gozas de buena salud, ése será el ambiente en el que nacerá y se criará tu hijo. Lo primero que deseo es que tu hijo nazca sano, lo segundo es que tú estés en el parto todo lo activa y presente que puedas. Lo tercero es que disfrutes al máximo la dicha que supone que una nueva alma venga al mundo a través de ti.

Este libro pretende que te des permiso para reír, para bailar, para llorar y para ir más allá de lo que nunca hubieses imaginado. También te indica que es tiempo de cuestionar lo que te han hecho creer sobre tus relaciones o tu cuerpo, sobre cómo debes dar a luz y cómo tienes que criar a un hijo. Prepararte para ser madre es como pasar por el horno de una fragua, tendrás que templar el acero de tu mente y reforzar tu espíritu. Aprovecha la fuerza de la creación que se arremolina en tu interior y ¡no mires atrás!

QUE DIOS TE BENDIGA,
GURMUKH
LOS ÁNGELES, 2002

EL PRIMER TRIMESTRE

*. . . una oportunidad
para abrir la mente,
la emoción y
la intuición, y adquirir
un mayor conocimiento
de nosotras mismas . . .*

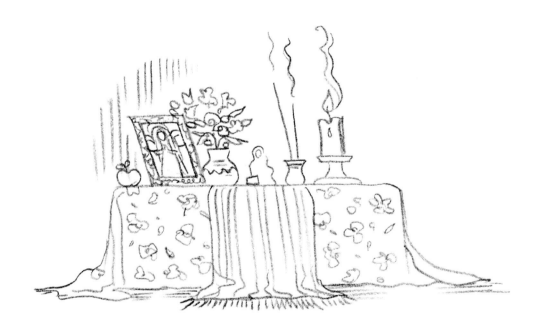

LA PRIMERA ETAPA DEL VIAJE

*Si no te comprendes
a ti misma,
no comprendes
la Verdad.*

SOEN-SA

¿Estás embarazada? ¡*Wahe Guru*! que significa "la experiencia del Creador Infinito es tan grande que no se puede describir con palabras".

Recuerdo como si fuera hoy lo que sentí al darme cuenta de que no se trataba de un retraso sino que iba a tener un bebé. Mientras guardaba cola en la tienda de comestibles, me preguntaba si quienes me rodeaban se darían cuenta de la feliz maravilla que ocurría en mi interior. Para mí, era digno de un titular de prensa. Cuando mi marido y yo nos casamos, no sabíamos si podríamos tener hijos; él no había podido concebir con su primera mujer, con la que había estado casado ocho años, y yo hacía veinte años que había sido madre. Quería subirme al tejado y gritar a los cuatro vientos: "¡Mirad todos, estoy embarazada!".

Pero me limité a gritar de alegría en mi interior. En los primeros días de embarazo es preferible que la pareja guarde silencio hasta que haya pasado el peligro, hasta que la chispa se haya convertido en llama. Crear un alma requiere buenas vibraciones. No permitas que nadie que no tenga una buena energía, sea por celos, por preocupación o porque no está de tu parte, influya sobre tu persona en esos momentos. En los primeros tres meses se prepara la tierra en la que habrá de brotar el jardín. "Mantenerlo en secreto fue una experiencia deliciosa", me explicó una amiga refiriéndose a los tres primeros meses de su embarazo. "Era algo mío, algo íntimo que sólo yo podía disfrutar".

Hace años, mi maestro Yogui Bhajan me brindó una metáfora que explica a la perfección lo que trato de decir. "La vida no empieza en el útero de la madre, el primer día de la concepción", dijo con la calma y la sinceridad que son la marca de los grandes maestros. "Fijaos en las leyes naturales. Primero construimos una casa, la arreglamos y, por último, nos instalamos en ella. Nadie excava la tierra para poner los cimientos y luego, acto seguido, coloca los muebles. ¿Por qué habría de ser Dios distinto en eso?".

Éste es un ejemplo más de la perfección del orden y el ritmo de la naturaleza. Los primeros 120 días nos sirven para reforzar los cimientos de nuestras vidas y prepararnos así para el seísmo que supone la llegada de un hijo. Esto se aplica siempre, se trate del primero o del quinto hijo, porque cada nacimiento aporta una nueva oportunidad de conocerte más profundamente y de aumentar tu amor y tu sabiduría.

Si ya eres madre, sabrás bien hasta qué punto es cierto lo que te voy a contar y, si aún no tienes hijos, pregúntale a quien los tenga y te confirmará lo siguiente: después de tener un hijo, ya no puedes volver atrás. El compromiso que supone los hijos es mayor que el que implica un matrimonio, una hipoteca o una carrera profesional. Solemos prestar mucha atención a los últimos meses de embarazo y al parto, pero en cierto modo, los primeros tres meses son los que suponen el mayor desafío porque te obligan a realizar ajustes en tu psique. Tu forma de entender la identidad cambia y pasas del "yo" al "nosotros". Esperar un hijo supone experimentar una transformación.

Ésta no es una noción intelectual. No se puede dar a luz pensando. Se da a luz a través de los sentidos, de la intuición, de forma instintiva y espiritual. No se puede hacer un esfuerzo en el último momento, ya que el proceso de despliegue de conciencia abarca los nueve meses por entero. El embarazo establece una relación entre madre e hijo que tarda casi diez meses en crearse. El parto es una puerta milagrosa que conduce a tu crecimiento mental, emocional e intuitivo y a un mayor conocimiento, aprecio y amor por tu cuerpo y tu persona.

El conocimiento intelectual sólo se transforma en sabiduría cuando lo integras en tu corazón y en tu ser. Eso requiere que tengas suficiente disciplina para elegir modos de vida que te nutran y que seas capaz de entregarte a un proceso que es mayor que tú como individuo. La disciplina viene de "ser discípulo" de tu verdadero ser interior. No procede del exterior ni tiene nada que ver con tus padres, tu religión, tus maestros o cualquier otra cosa. Por eso, iniciar una práctica de yoga y meditación en estos momentos te dará excelentes resultados. Le das al alma que te eligió como madre el regalo de poder contar con un ser consciente capaz de guiarle y educarle a lo largo de su vida.

Según las enseñanzas yóguicas, las almas no se reencarnan al azar. Siguen un plan divino concreto. Tú, como madre, formas parte de ese plan. Relájate. En última instancia, ten en cuenta que ningún alma fracasa en su camino hacia la perfecta realización. El alma se reencarnará tantas veces como sea preciso hasta completar su misión espiritual. Yo suelo viajar con frecuencia a la India, que es mi hogar espiritual. En ese país, algo mayor que el estado de Texas, viven billones de almas. Cada vez que mi familia y yo nos desplazamos allí, vivimos una experiencia increíble. Me emociona mucho ver a todas esas almas que han atravesado el Infinito para reencarnarse en una tierra que se enfrenta a un karma tan duro. Es una tierra muy espiritual porque la mayoría de sus habitantes son espirituales.

Al igual que la tradición yóguica, la Cábala judía cree que las almas eligen a sus padres y sólo a esos padres en función de lo que esperan aprender en la vida. La elección puede estar motivada por distintas causas como, por ejemplo, relaciones pasadas pero también puede ser porque esos padres pueden ofrecer al alma el entorno que mejor se adecua a su misión general. Los padres pueden dar un buen o un mal ejemplo. La relación entre padres e hijos tiene que ver con lo que esa alma puede aportar a sus progenitores y con lo que éstos pueden aportarle a ella.

Una de las ideas del karma que más me gusta es la que dice que las almas forman familias o grupos, como las constelaciones de estrellas. Se comenta que las almas establecen pactos antes de reencarnarse para determinar dónde, cuándo y cómo volverán a través de determinados padres, sin excluir las madres de alquiler y las adopciones. Cada uno trae a otro, como puentes. Yo alargo los brazos para que alguien pueda llegar a través de mí.

Aunque el alma es pura y completa, una expresión del Universo, también existe el cuerpo sutil, un campo de energía que rodea el alma y que lleva en sí el karma de vidas pasadas. Tu alma vuelve con un destino marcado, un camino por recorrer y viene con los dones que ha adquirido, que es lo que llamamos Karma.

Me gusta pensar: "Cosecharás lo que siembres." Una madre puede purificar el karma a través de su devoción, llevando una vida consciente y, con ello, *cambiar el destino del alma que lleva en su interior*. Eso no quiere decir que deba ser perfecta y hacerlo todo de manual, sino vivir con compasión y conciencia, en sintonía con su naturaleza innata de mujer y de madre.

Un antiguo cuento hindú explica la historia de una reina que se quedó embarazada. Al cumplir el día ciento veinticinco, se puso repentinamente enferma y un oráculo le explicó que había atraído el alma de un demonio que haría estragos en el reino y que convertiría su vida en un infierno. Muy afligida, la reina fue a ver al Raaj Guru, su guía espiritual, hecha un mar de lágrimas.

—¡Oh, maestro! ¿Podrías darme tu bendición? —imploró. Aceptaré mi karma sea el que sea.

El maestro la miró y dijo:

—No todo está perdido, si de hoy en adelante meditas en el nombre de Dios, sirves a tu pueblo desinteresadamente y vives según las enseñanzas.

La reina dejó el palacio y fue a las calles de su ciudad a preparar comida, lavar platos y dar de comer a los más pobres. Cuando por fin llegó el día de dar a luz, nació un varón sonriente que tenía las manos graciosamente colocadas en forma de mudra de yoga y tenía una marca en el tercer ojo, en el punto que queda entre las cejas. Con el tiempo, se vio que el niño, lejos de ser un demonio, era un santo. Con su compasión e inteligencia, una madre puede cambiar el destino de su hijo cuando éste aún está en su vientre o, en el menor de los casos, puede elevar el alma que lleva en su interior. Así, las madres pueden contribuir a cambiar el mundo y aportar paz al planeta.

Siempre que una madre que ha asistido a mis clases de yoga prenatal viene después a verme con su hijo a las clases de postparto recuerdo este cuento. ¡Cómo me gusta ver las caras de los bebés! No me cabe duda de que en el cuerpo del bebé se encarnan almas muy viejas. Algunos de los niños parecen espíritus muy antiguos.

Hace poco tuve en brazos a un niño al que sólo le faltaba una larga barba blanca para que todos le saludásemos con un "¡Dios le bendiga, venerable sabio!". Otros parecen bebés de calendario. No hay dos bebés iguales, ni siquiera los gemelos son idénticos. Por eso, toda madre necesita dedicar tiempo durante su embarazo a potenciar su intuición para saber qué clase de hijo tendrá y qué necesitará éste de ella.

El viaje hacia convertirte en esa clase de madre empieza ahora mismo, de hecho, lo hizo antes de que te quedases embarazada. Es una experiencia que trasciende el mero plano físico y médico del embarazo. Aprender a meditar hará que atraigas todas las respuestas que andas buscando. Te ayudará a crear un espacio en tu mente al margen de pruebas y análisis y de todas esas cosas que ahora te inquietan. Y ese nuevo espacio te permitirá entrar en contacto con un conocimiento que ya está en tu interior. Meditar significa aprender a observar los miles de pensamientos que crea la mente sin juzgarlos o apegarte a ellos. Será como ver un río fluir sin fijar tu atención en ninguna de las gotas que lo forman. Con la práctica, conseguirás abrir en ti un espacio de calma y claridad, y empezarás a conocer tu verdadera naturaleza.

MEDITACIÓN SENCILLA

Para empezar a meditar, busca un lugar limpio, despejado y tranquilo. Necesitas estar cómoda y no tener frío ni calor (porque si tienes calor, te entrará sueño). Es preferible que no hayas comido desde dos horas antes. Ponte ropa amplia, de color claro y materiales naturales ya que eso expandirá tu aura o campo de energía unos cuarenta y cinco centímetros. Éste será tu espacio sagrado. Descálzate para que tus pies respiren. Los pies tienen setenta y dos terminaciones nerviosas que estimulan la energía y aportan salud a todo el cuerpo. Siéntate en una alfombra, una toalla o sobre un cojín. Cúbrete con una manta ligera o con un chal tanto el cuerpo como la cabeza. No uses ese chal para nada más, así adquirirá una vibración meditativa que te ayudará a relajarte con sólo ponerlo.

Ahora, estás preparada para realizar la más básica y sencilla de las posturas yóguicas: la postura fácil.

- Siéntate sobre una esterilla, dobla la pierna derecha y colócala bajo tu rodilla izquierda; luego, repite la operación con la otra pierna y coloca la izquierda bajo la rodilla derecha.
- Puedes poner una manta doblada o un cojín bajo el extremo de tus nalgas para ayudar a mantener la espalda recta. Si por algún motivo no puedes mantener esta postura en el suelo, siéntate en una silla para que tu espalda esté perfectamente erguida. O siéntate en el suelo con las piernas estiradas y la espalda recostada contra la pared. Esfuérzate por mantener tu espalda lo más recta que puedas.

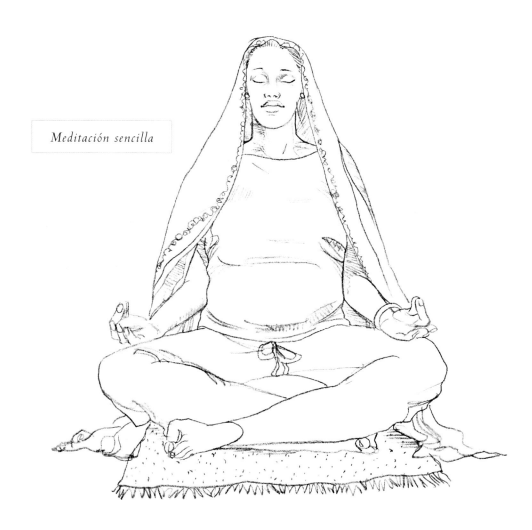

Meditación sencilla

- Imagina que tienes una cuerda que tira de tu cabeza hacia el techo y baja un poco la mandíbula hacia el pecho para que el cuello quede perfectamente alineado con la espalda.
- Relaja los hombros y déjalos caer alejándolos de las orejas al máximo.
- Cierra los ojos y oriéntalos hacia arriba, como si mirases hacia el centro de tu frente. Ahí está el tercer ojo, la fuente de tu intuición. Si de entrada te resulta difícil, limítate a mirar hacia arriba con los ojos cerrados.
- Relájate en la postura y deja que tu respiración fluya tranquilamente por todo tu cuerpo. Respira desde tu vientre, desde el lugar en el que está tu hijo. Deja las manos descansando sobre las rodillas, con las palmas mirando hacia arriba. Junta el pulgar y el índice para formar el llamado *gyan mudra*, que es el mudra de la sabiduría.
- Inhala por la nariz y exhala por la boca. Al inhalar, escucha mentalmente el sonido "Sat" y al exhalar, "Nam". *Sat Nam* significa "mi verdadera identidad". Siempre aconsejo a las madres que utilicen este mantra para que conozcan las bondades de la ciencia yóguica del *Naad* o corriente de sonido que se basa en la repetición de determinadas sílabas para abrir y estimular los centros nerviosos sutiles del cuerpo y mejorar la salud.

Comprueba que el tiempo de inhalación y exhalación es similar. Sigue respirando y repitiendo el mantra durante once minutos. Aunque meditar es beneficioso a cualquier hora del día, es especialmente recomendable hacerlo a primera hora de la mañana, porque te ayuda a empezar centrada el día, y a última hora de la noche, para dormir más relajadamente.

EL EMBARAZO COMO ORACIÓN

$2 + 2 = 5$

YOGUI BHAJAN

Cuando veo a personas sin hogar siempre pienso "¿Dónde están sus madres?". Si una madre reza por sus hijos, éstos siempre recibirán guía y estarán cuidados y protegidos. Lo peor que puede ocurrir es que una madre abandone y diga: "Este niño no tiene remedio" o "Es mejor dejarlo" o simplemente alza las manos en señal de desaprobación. Eso es lo que permite que veamos a tantos sin techo en la calle. Por otro lado, si una madre teme por el bienestar de su hijo, desde el útero hasta que es adulto, el miedo afectará al hijo y éste será, a su vez, una persona temerosa. Sin embargo, cuando la madre es una mujer dichosa, fuerte, disciplinada en sus oraciones y en su amor por la salud, transmitirá a su hijo esos mismos valores.

Dios es quien se encarga de generar, organizar y dar. Todo pasa a través de él. Cuando comprendes esta verdad, la sientes y la vives, tu existencia se vuelve una oración. Y cuando un corazón ora, cada latido crea un milagro. La plegaria es el verdadero poder de la humanidad. Las oraciones aportan auténtica paz y provocan cambios verdaderos. El poeta irlandés John O'Donohue, un hombre brillante, nos recuerda que el tiempo de oración nunca es tiempo perdido: "Siempre aporta transformación… La plegaria purifica para que seas digno de tus posibilidades y de tu destino."

¿Qué debemos hacer para orar? Concentrarnos y proyectarnos hacia el exterior. Mi maestro me dijo en una ocasión que la plegaria es como una llamada telefónica que hacemos al Universo: "Si hay suficiente corriente, no importa que la distancia sea larga, la llamada llegará adonde queremos. Y recibiremos la ayuda que pedimos."

La plegaria de una madre crea un espacio sagrado para su hijo, sostiene el mundo. Nada es más profundo ni más poderoso que el rezo de una madre. En una ocasión, una de mis alumnas me contó una historia que me hizo llorar de emoción. Después de un incendio en el parque de Yellowstone, uno de los guardabosques encontró un pájaro calcinado, posado en el suelo, al pie de un árbol. Sobrecogido por lo espeluznante de la escena, agarró un palo y separó al pájaro. De debajo de las alas de la madre muerta surgieron tres pequeños polluelos. La madre, consciente de la inminencia del desastre, había llevado a sus hijos junto al árbol y los había resguardado bajo sus alas para evitar que se intoxicaran con el humo. Podía haber volado y haberse salvado, pero eligió quedarse. Cuando llegaron las llamas y el fuego destrozó su cuerpo, permaneció impasible. Sus polluelos vivieron gracias a que ella aceptó morir por ellos. Esta historia nos recuerda la fuerza del vínculo y la fe que las madres podemos depositar en nuestros hijos.

Las almas eligen a la madre en cuyo vientre habrán de surgir y crecer. Yogui Bhajan decía que "desde el principio de la vida hasta el final, la única que puede vibrar y cambiar el destino de su hijo es la madre. Sólo su vibración y sus plegarias pueden actuar como un arco de luz y borrar y rescribir el destino de su hijo".

Un cuento sij refleja muy bien cómo la plegaria de una madre puede incluso alterar el curso de la muerte. El cuento explica que, en una ocasión, una mujer acudió a ver a un sabio y le dijo que quería tener un hijo. El sabio contestó: "Así sea", y le dijo que repitiese el mantra *Siri Akaal*, que significa "Grande e imperecedero es el Señor". La mujer no tardó en dar a luz a un hermoso bebé. Un día, mientras trabajaba en el campo, se alejó un poco del niño. Aprovechando el descuido, una cobra picó al niño, que murió de inmediato a consecuencia del veneno. Cuando la madre volvió junto al niño se negó a aceptar su muerte. Quería dos cosas: que su hijo volviese a la vida y que la cobra muriese. Así que se sentó y recitó el mantra. Aquellas palabras en boca de una madre tenían tal poder que la cobra deshizo lo hecho y el niño volvió a respirar. Entonces, la cobra imploró perdón, pero las cosas no eran tan sencillas. Tenía ante sí a una madre que quería venganza. La mujer le respondió: "No. Tú quisiste matar a mi hijo y no permitiré que sigas viviendo para que mates a algún otro niño." Para salvar su piel, la cobra juró que ninguna cobra volvería a picar jamás a un niño piadoso. En una ocasión, uno de los santos sijs, Guru Nanak, se quedó dormido al sol, como un bebé. Entonces, vino una cobra y le hizo sombra en recuerdo de la divina promesa hecha por aquella otra cobra a una madre por la que se comprometía a que ninguna serpiente de su raza picaría jamás a ningún hijo de Dios.

Mi maestro decía: "Cuando des a luz a un bebé, hazle el mayor de los regalos: reza por él." Mi hija va a la escuela en la India nueve meses al año. Está terminando el duodécimo curso en una escuela que mi congregación construyó en el norte de la India para enseñar a niños de cualquier religión. Ya ha cumplido dieciocho años y éste será su último año de estudios en la India. Esté donde esté, nunca siento que encuentre lejos de mí. Cuando estaba embarazada de ella, me despertaba a las tres y media todos los días y hacía *sadhana*, es decir, la oración de la mañana. Durante los nueve meses de embarazo creamos un vínculo más fuerte que las palabras, un lazo invisible que nos ha mantenido unidas hasta la fecha. Ella siempre está conmigo. Cuando quiero hablar con ella, estar cerca o decirle lo mucho que la quiero, cierro los ojos y rezo. Y ella me oye aunque esté a miles de kilómetros, al igual que yo la oigo a ella cuando reza.

CREAR UN ESPACIO SAGRADO

Monta un altar en tu casa. Empieza por algo sencillo. Yo solía usar una caja de cartón, girarla y cubrirla con una tela bonita y limpia. Después ponía flores, velas y fotografías de mis seres queridos. Y eso era todo. Luego, me sentaba frente al altar y empezaba mi práctica matutina de oración. En la actualidad, tengo un altar en cada habitación de la casa. Se los dedico a la Gran Madre y a Dios, y siempre cuido su decoración.

Los altares te conectan con la fuente, con lo que de verdad importa. Un altar puede ser una extensión terrenal de tu espíritu. Sentarte en el mismo lugar cada día para hacer yoga y meditar es muy beneficioso porque el lugar se carga de la energía meditativa que creas. De hecho, en poco tiempo, provocará una sensación distinta a la del resto de la casa. Cualquier lugar tranquilo sirve, como, por ejemplo, un rincón de tu dormitorio. Una de mis alumnas convirtió un baño secundario en su sala de meditación. Yo convertí en templo un pequeño vestidor de mi casa. Así, cuando entraba y cerraba la puerta, todo el mundo sabía que no debía interrumpirme porque estaba meditando.

Proyecta tu ser y el de tu bebé en un altar y observa lo que sientes. ¡Permite que el altar "altere" tu ánimo! Cuando salgas de casa, lleva un poco del espíritu del altar en tu corazón.

Para relajarte ante el altar, siéntate en la postura sencilla y coloca las manos juntas en el centro de tu pecho.

Crear un espacio sagrado

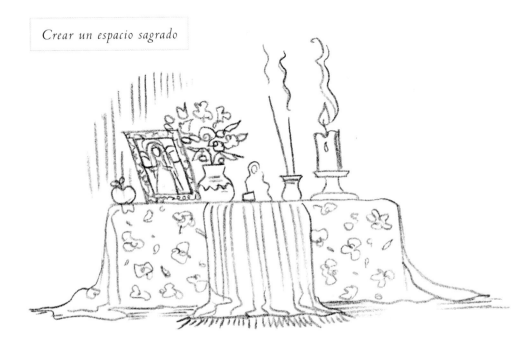

- Repite tres veces el mantra *Ong Namo Guru Dev Namo* que significa "Me inclino ante la sabiduría creativa que se encuentra en mi interior". Es posible que, de entrada, te sientas rara al repetir estas palabras, sobre todo si nunca has empleado mantras. Si no te sientes bien, prueba a decir en castellano: "Me inclino ante la sabiduría creativa inscrita en mi ser." Estos sonidos ancestrales te llevarán de fuera hacia dentro, te ayudarán a desconectar de la información con la que nos bombardean a diario y a conectar con tu interior en el que reina la calma, el vacío y todo va más allá de la razón. Si ya tienes una fe sólida, la meditación te aportará claridad y conciencia.
- Inhala hondo por la nariz y canta el mantra. Repítelo por lo menos tres veces. Si quieres alcanzar un estado de mayor sosiego, repítelo once o veintiséis veces.

Una vez que dispongas de un espacio en tu casa donde estar tranquila, sin interrupciones, puedes empezar a practicar la siguiente meditación.

MEDITACIÓN PARA CONECTAR CON EL INFINITO

- Siéntate en la postura sencilla y haz un cuenco con tus manos de manera que tus meñiques se toquen. Pon las manos frente a ti, a unos quince centímetros de tu cuerpo, a la altura del centro de tu pecho.
- Comprueba que tu espalda esté bien recta.
- Cierra los ojos y dirige la mirada al frente, suavemente. Siente que la energía suprema baja del cielo y se une al flujo de la vida en tu interior.
- Sigue así durante tres minutos, o más si te sientes bien, inhalando y exhalando por la nariz. Al final, inhala y exhala profundamente y relájate.

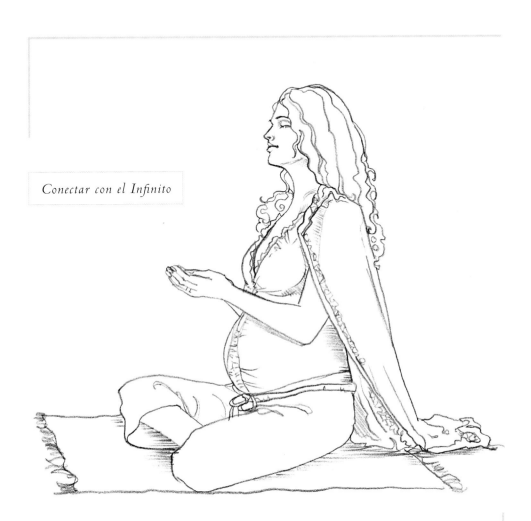

Conectar con el Infinito

GENEROSA, BELLA Y DICHOSA

... Ella será la madre de todas las naciones.

GÉNESIS, 17:16

La esencia de la feminidad es ser generosa, bella y dichosa. El embarazo es un regalo que te libera y te permite conocer tu verdadera naturaleza. Según el kundalini yoga cuando una mujer se conoce y se ama a sí misma, irradia luz hacia el exterior y decimos que es hermosa. Cuando, además, siente compasión no sólo por los demás, sino por sí misma, decimos que es generosa. Y, por último, cuando experimenta la inmensidad de su poder y toma conciencia de lo que es capaz de lograr, pasa a ser dichosa.

Todo lo que está vivo en el Universo procede del *yoni*, el útero femenino, la gran fuerza creativa del Universo. Cuando uno lo piensa, es sorprendente. Recuerdo en una ocasión, que iba paseando por una calle de Los Ángeles poco después de saber que estaba embarazada, y miraba a los transeúntes que se cruzaban conmigo como si fuese la primera vez que veía un rostro humano. Los había de todo tipo: jóvenes, adultos y ancianos, hombres, mujeres, adolescentes, niños, bebés, altos y bajos, algunos con ojos rasgados y otros con ojos redondos, algunos me miraban y otros bajaban los ojos al pasar a mi lado, los había con la piel morena, negra y suave o tan blanca que parecía que el sol se reflejase en ellos.

Todos eran una auténtica maravilla para mí. Abracé mi vientre y pensé en las células que se dividían sin cesar en aquel preciso instante en mi cuerpo, mientras yo bajaba por aquella calle. Comprendí que todos aquellos seres humanos que ahora veía tenían el mismo origen: un espermatozoide en contacto con un óvulo dentro del cuerpo de una mujer. Es un hecho cotidiano, pero, cuando te ocurre a ti, te parece el acontecimiento más extraordinario del mundo.

Nuestros hijos surgen en el único lugar de nuestro cuerpo en el que podrían hacerlo: en el centro, en el lugar desde el que irradia el *chi*, la energía vital. El ombligo es la sede del tercer chakra, que es el centro del compromiso. Nuestros hijos se nutren de esa energía, que es la que los sostiene y se convierten en el sol, el centro del Universo de sus madres. Es perfecto.

Es posible que algunas de vosotras leáis esto y penséis: "Sí, sé exactamente a qué se refiere." Pero otras levantarán los ojos y dirán: "¿Pero de qué me habla? ¡A mí me ha invadido un *alien* y no me gusta nada!". Créeme si te digo que, aunque no lo sientas ahora, puedes llegar a hacerlo. Depende mucho de que restablezcas el contacto contigo misma, con tus sentimientos y con tu cuerpo —o que lo hagas por primera vez—. Luego, cada vez confiarás más y más en esa sabiduría interior.

En uno de los veranos que pasé en el ashram de Nuevo México, las mujeres nos reuníamos, de madrugada, antes del alba, en un montículo orientado al este para ver cómo el sol emergía con su dorada luz sobre la ancha cadena formada por las montañas Sangre de Cristo. Quien haya visto salir el sol en Nuevo México tendrá claro por qué a esa región la llaman la Tierra encantada. El aire estaba impregnado del dulce olor de los piñones, el cielo se mostraba tan cercano y claro que parecía que bastaba con levantar el brazo para llenarse las manos de azul. Permanecíamos allí, sentadas, treinta y un minutos, con la mano derecha extendida con la palma mirando hacia abajo, formando un ángulo de sesenta grados con respecto al horizonte. La mano izquierda estaba sobre la rodilla, en *gyan mudra*, es decir, con el pulgar tocando el índice y el resto de dedos estirados. Recitábamos al unísono este mantra para tomar conciencia y sentir en cada fibra de nuestro ser que formábamos parte de la fuerza creativa del Universo:

Yo soy la luz de mi alma.
Soy generosa,
hermosa
y dichosa.
Yo soy, YO SOY...

Aunque se trata de palabras sencillas, tienen un efecto muy poderoso cuando se dicen de corazón y se aceptan como la verdad sobre quienes somos.

A medida que avance tu embarazo, oirás hablar con frecuencia de la "preparación para el parto". El problema de la mayoría de las técnicas de preparación es que insiste en plantear el parto como algo mucho más previsible de lo que, en realidad, es. Al hacer hincapié en la relevancia de las técnicas para reducir el dolor, estamos enviando el mensaje de que si una alumna es aplicada y sigue con atención los cursos de preparación, es decir, si obtiene un "sobresaliente", podrá controlar la situación cuando llegue la hora de dar a luz a su hijo. Pero lo cierto es que un parto constituye algo, por naturaleza, impredecible y escapa a nuestros mejores intentos de control. Con frecuencia, a nuestras clases vienen madres que esperan sus segundos hijos y buscan un nuevo enfoque del embarazo. Una de las frases que más veces oigo repetirse en boca de las madres es: "¡No tenía ni idea de que iba a ser así!". Muchas mujeres llegan al parto mal preparadas para las intensas y abrumadoras sensaciones que lo acompañan. Entonces, se apodera de su mente el pánico y piden que les pongan la epidural ¡cuanto antes!

¿Qué puedes hacer para no perder los nervios? Empieza por cultivar un estado de equilibrio. El yoga y la meditación ayudan a mantenerte centrada y fuerte tanto en el plano físico como en el mental; equilibra tu sistema glandular, tu cerebro, tu sistema circulatorio, tus hormonas y eleva tu ánimo. El yoga te ayuda a desarrollar la ecuanimidad necesaria para vivir el embarazo y llegar preparada al siguiente capítulo de tu vida: la maternidad.

HONRA TU CONDICIÓN DE MUJER

Practica la meditación para ser generosa, hermosa y dichosa antes descrita. Si no puedes al aire libre, busca un lugar tranquilo en tu casa donde nadie te moleste, enciende una vela y siéntate hacia el Este, donde nace cada nuevo día. ¡Proclama ante ti, ante tu bebé, ante tu creador y ante el mundo entero que eres la luz de tu alma! Escucha tus palabras. Puedes gritar o susurrar según te apetezca. Repite el ejercicio de tres a once minutos, con el brazo estirado todo el tiempo.

Yo soy la luz de mi alma.
Soy generosa,
hermosa
y dichosa.
Yo soy, YO SOY...

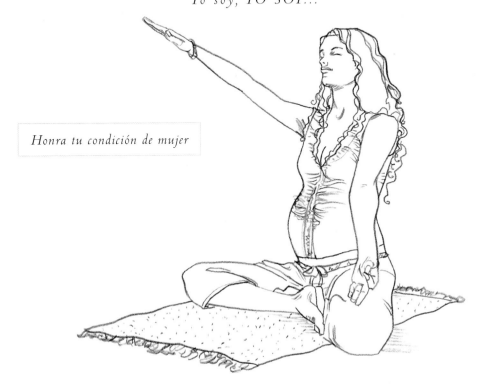

Honra tu condición de mujer

EL
ABISMO
EMOCIONAL

Cuando Linda llegó a clase, parecía que la hubiesen pasado por el programa de centrifugado de la lavadora. Tenía el rostro gris y los hombros caídos. A los cinco minutos de empezar la clase, se levantó de la esterilla de un respingo, se llevó la mano a la boca y corrió hacia el cuarto de baño. "¡Creía que las náuseas matutinas eran sólo por la mañana!", se lamentó al terminar la clase. "Me puede ocurrir a primera hora, a media mañana, a mediodía, por la tarde y, a veces, incluso por la noche."

Linda estaba en lo que yo llamo "el abismo", una franja temporal que suele coincidir, casi siempre, con el primer trimestre de embarazo y en la que reina el malestar, el agotamiento y, a menudo, la confusión. El malestar se debe a las náuseas y mareos que te hacen sentir como si estuvieses en una pequeña embarcación en un mar agitado; agotamiento debido a los enormes cambios a los que ha de hacer frente el cuerpo, y confusión porque te sientes desorientada y te parece que no terminará nunca. No todas las mujeres tienen estos síntomas, pero para las que los pasan suponen un auténtico desafío.

Como ocurre tras la siembra, la semilla está oculta bajo tierra. Aún no necesita recibir la luz del sol, sólo agua y tiempo para desarrollarse. A veces, durante este trimestre las mujeres nos sentimos igual, porque todo ocurre bajo la superficie, en lo más profundo de nuestro interior. Yo lo recuerdo como una época de luces y sombras. Ya no era simplemente yo y, sin embargo, tampoco era madre aún. Estaba en tierra de nadie, a la espera de que la semilla oculta brotase y pasase de la oscuridad a la luz. Para mí, fue una época mucho más dura que el parto. Me sentía enferma, descontrolada y muy angustiada, como si tuviese una máquina del millón funcionando sin tregua en mi interior, veinticuatro horas al día. Me hubiese encantado encontrar un libro como éste, poder asistir a una clase de yoga prenatal o que alguien se hubiese reído y me hubiese dicho: "¡Me alegro de no ser la única que piensa que se ha vuelto loca!". Muchas veces, al final de mis clases, las embarazadas se acercan a despedirse y me abrazan con ojos llorosos. De hecho, después de cerrar la clase con la canción final habitual, veo lágrimas en casi todos los ojos. Esto se debe a que, durante la clase, los corazones se abren, las almas se unen y el miedo queda relegado.

En 1985, pasé un caluroso verano en Nuevo México, en un campamento de mujeres, un retiro femenino anual que Yogui Bhajan organizaba desde hacía treinta años. A estos campamentos acuden mujeres de todo el mundo para convivir, practicar yoga, pasear y nadar. En ellos, se repasan las antiguas enseñanzas yóguicas relativas a la esencia y al poder de la mujer. Las participantes dejamos a los hombres y a los niños en casa. La tradición sij cree que es necesario que las mujeres se junten para romper con la rutina, relajarse, conectar con el ritmo de la naturaleza, reír y ocuparse de sí mismas. Estos retiros ayudan a cargar pilas para el resto del año y permiten a las mujeres volver a casa sanas y felices.

El primer verano después de mi boda, me ofrecí para dar clases de aeróbic todas las mañanas a las 9:00 h. En aquella época, el campamento duraba seis semanas. Yo compartía tienda con mi mejor amiga, que a los veinticuatro años ya había tenido sus cuatro hijos. Y allí estaba yo, vieja, con cuarenta y dos años y mareos matutinos. Todas las mañanas, al levantarme, le decía a mi amiga: "No me siento bien. Diles que no puedo dar la clase. ¡Inventa algo!". En el campamento, nadie, salvo nosotras dos, sabía de mi embarazo. Pero todas las mañanas ella insistía: "Ve a dar la clase, te sentirás mejor." Así que no me quedaba más remedio que arrastrarme hasta el lugar, al que a menudo llegaba llorosa y enfadada con mi amiga por obligarme a hacer algo que no me apetecía. Aun así, iba a dar la clase.

Cuando ésta terminaba, siempre me sentía mejor. Así fue como aprendí que moverse y estar con otras personas ayuda a superar los mareos matutinos y la fatiga. ¡Dios bendiga a mi amiga por enseñarme esa lección! En aquel entonces, fue como mi ángel de la guarda y, en gran medida, aún lo es.

Al dar clases a mujeres embarazadas en estos últimos años, he observado que las mujeres tienden a pensar: "Como estoy embarazada, tendré mareos matutinos, acidez, dolor de espalda, calambres en las piernas y el bebé me aplastará todos los órganos porque no habrá suficiente espacio para él en mi cuerpo." Eso corresponde a los cuentos que nos han explicado desde siempre, que hemos visto y hemos oído repetir a amigas que han tenido hijos antes que nosotras. Cuando oigo esos argumentos, siempre respondo: "No es cierto." No tienes por qué pasar el embarazo sintiéndote mal, al igual que no tienes que pasarlo mal en tu vida en general. Es verdad que algunas mujeres padecen más que otras durante su embarazo. Puede que necesites modificar tu dieta, moverte más para estimular la energía curativa de tu cuerpo o charlar con alguien. Pero, en todos los casos, existe una forma de superar la incomodidad del embarazo y crecer y fluir en consecuencia.

La tradición yóguica afirma que tomar infusiones de raíz de jengibre en los primeros meses de embarazo ayuda a regular el flujo hormonal, refuerza el sistema nervioso y depura el hígado. Te aconsejo que hagas la infusión tú misma; con ingredientes frescos, es tan fácil como usar una bolsita ya preparada. Corta en láminas finas un dedo de raíz de jengibre (la encontrarás en muchas tiendas de frutas y verduras), añade una taza de agua y déjalo hervir cinco minutos. Endúlzalo con un poco de miel y, si quieres, añade un poco de leche (de soja o de vaca) o una rodaja de limón. ¡Bébetelo todo! Está delicioso.

Recuerda que, sientas lo que sientas, es temporal. Durante el primer trimestre te puede parecer que vives encerrada bajo tierra, en tu pequeño mundo. Por lo general, al pasar del tercer al cuarto mes, el sol entrará en esa madriguera imaginaria y todo te parecerá más brillante. Saldrás de tu encierro y te dirás: "¡Pero si hay un mundo ahí fuera!".

Durante su primer embarazo, mi alumna Elizabeth llegó a una hermosa conclusión de la que todas deberíamos aprender. "Creo que el bebé nos elige, y que debemos honrar ese hecho. Ser madre y tener un marido que me respalda es un privilegio que debo valorar en su justa medida. Cuando recuerdo todo eso, me siento totalmente distinta. Cuando adopto otro punto de vista, me digo que no es justo que tenga que pasar por lo que paso. Entonces me siento cansada y me pongo de malhumor", me dijo. *En efecto, la gratitud es de gran ayuda.*

El mejor testimonio de esto me lo dio una majestuosa mujer de edad, editora de una revista, madre de dos hijos convertidos ya en hermosos hombres. Me dijo: "Todo lo relativo al embarazo me parecía muy entretenido como, por ejemplo, ver saltar mi estómago cuando el bebé movía un pie. Aprendí a amar y aceptar tanto las incomodidades como las alegrías, todo por igual, porque era consciente de que pasarían. Que un día, todo habría terminado. Que daría paso a algo distinto."

EJERCICIO PARA EL EQUILIBRIO EMOCIONAL

Este ejercicio carga de energía tu campo electromagnético y mejora el equilibrio de los dos hemisferios cerebrales, lo que mejora el estado de todo el cuerpo.

- Siéntate en postura fácil y estira los brazos por encima de la cabeza, con las palmas mirándose entre sí. Los dedos están juntos salvo el pulgar, que queda separado del resto. Pon los brazos y las palmas duros como si fueran de acero y procura llegar lo más arriba que puedas en todo momento.
- Empieza a mover los brazos hacia los lados, como si estuvieses abanicando tu cabeza. Sepáralos de 15 a 20 centímetros y vuelve a la posición inicial. Cierra los ojos y orienta la mirada hacia el techo. Repite el movimiento con fuerza durante al menos tres minutos y ve aumentando progresivamente hasta llegar a siete.

Equilibrio emocional

MAREOS
MATUTINOS

Es cierto que la comida puede ser un problema en estos momentos. Una bajada del nivel de glucosa en sangre provocado por el esfuerzo que el cuerpo hace para crear al bebé bastará para que te sientas fatigada, irritable y emotiva. Tu sentido del olfato será más delicado y es posible que no te apetezca nada ponerte a cocinar. Puede que solamente con oler el café, tengas que ir corriendo al baño.

La enfermera y comadrona Davi Kaur Khalsa, que da conmigo los cursos de educación para el parto en Golden Bridge, siempre recomienda a las mujeres en estado que coman algo cada dos horas, a poder ser proteínas y frutas y verduras, pero si sólo dispones de pasta, tómala y ¡procura no sacarla! Por ahora, come lo que puedas y no te dejes condicionar por una lista de cosas que "deberías"... Ya sabes, "debería hacer esto y aquello...", el bebé ya dispone de lo que necesita, es decir, de tu cuerpo, mamá. Tranquilízate. Ya te recuperarás.

Siempre que puedas consume productos orgánicos e integrales. A veces, este pequeño cambio en la dieta te lleva a notar una mejoría, porque comer algo cada dos horas mantiene estable el nivel de glucosa en sangre. Dile de mi parte a tu pareja lo siguiente: si tu compañera embarazada está de mal humor o se siente mal, no le digas que coma algo. Prepara algo apetitoso y ¡dáselo a probar!

Una amiga mía que procede de una familia numerosa italiana me dijo en una ocasión, bromeando, que "la familia que come unida permanece unida". En su caso, los padres se juntaban con los hijos, los primos y los abuelos por lo menos una vez por semana y preparaban una comilona casera a la italiana. En la actualidad, los científicos opinan que, cuando nos sentamos a comer en compañía, nos miramos a los ojos y que eso estimula la secreción de la oxitocina, que es la hormona del amor, la misma que se encarga de contraer el útero durante el parto y que hace sentir a la madre un gran amor por su hijo. Así que... ¡acerca unas sillas y siéntate a comer con tu pareja!

Asegúrate de no salir de casa sin llevar algo de picar saludable, evita los azúcares y las harinas blancas. Es preferible que tengas a mano un surtido variado porque nunca sabes qué te va a apetecer en cada momento. Ten a mano pasas, almendras, fruta, *crackers* (galletas) o incluso nueces de soja. ¡Comprueba que dispones de suficientes proteínas! Prepara un pequeño cesto o una bolsa de tela para guardar las cosas y pon cerca una botella de agua para que te mantengas bien hidratada.

ADIÓS A LAS NÁUSEAS

Camina media hora al día y, durante el paseo, ve apretando el pulgar contra el resto de dedos de acuerdo al siguiente orden: pulgar e índice, pulgar y corazón, pulgar y anular, y pulgar y meñique. Cada postura equivale a un *mudra* determinado que tiene efectos beneficiosos concretos.

- El pulgar con el índice forma el *gyan mudra* que aporta conocimiento.
- El pulgar con el corazón forma el *shuni mudra* que aporta sabiduría, inteligencia y paciencia.
- El pulgar con el anular forma el *surya mudra* que aporta vitalidad.
- El pulgar con el meñique forma el *bhudi mudra* que aporta la capacidad de comunicarse con acierto.

Canta mentalmente, o en voz alta pero en tono monocorde, las sílabas SA-TA-NA-MA y aplica un mudra para cada sílaba. Sigue así, empezando por el dedo índice y terminando con el meñique. Si notas mejoría, repítelo a diario.

Caminar equilibra el cerebro, el sistema hormonal, glandular y nervioso. Si puedes, sal a pasear con una amiga o con tu pareja. Se recomienda caminar hasta ocho kilómetros a paso uniforme y ritmo cómodo, pero haz lo que estimes adecuado. Si después de caminar te sientes agotada y necesitas dormir dos horas para recuperarte, es conveniente valorar si duermes y bebes lo suficiente. Si ése es el caso, pero te sigues sintiendo exhausta después de hacer ejercicio, es probable que te estés excediendo. ¡Baja el ritmo! Mide lo que haces y valora cómo te sientes, sobre todo si eres una persona perfeccionista.

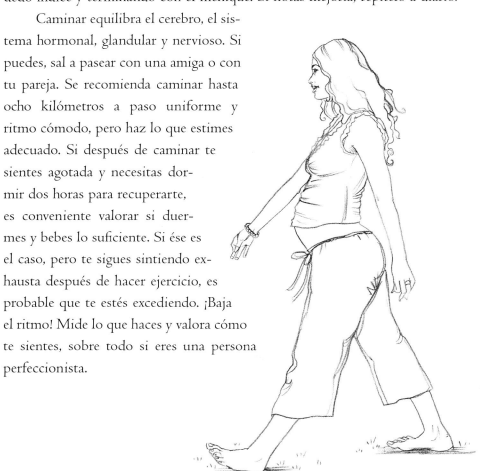

Adiós a las náuseas

LA IMPORTANCIA DE LA RESPIRACIÓN

*La respiración es
el beso de Dios.*

YOGUI BHAJAN

Tu hijo respirará y se moverá como tú lo hagas ahora. El alma que albergas en tu interior está comprobando a través de ti el ambiente de la tierra en la que luego vivirá. Lo que aprenda estando en el vientre será lo que viva siendo adulto. Piensa si no en lo que ocurre con los patitos: ¡caminan y hablan como sus madres!

En yoga, a la fuerza vital se la llama *prana* y se dice que se adquiere a través de la respiración. Los antiguos griegos eran conscientes de esto; de hecho, la palabra "espíritu" viene de una raíz griega que significa "respiración". *Yama* significa control, y *pranayama* es el término que se emplea en yoga para los ejercicios en los que se dirige la energía vital de forma que el cuerpo se vuelva más luminoso. Lo primero que necesitas es respirar plenamente y llenarte bien de aire, pero tendemos a olvidarlo. Respirar bien relaja. También aporta claridad y refresca la mente, porque lleva más oxígeno y nitrógeno a las células del cerebro y mejora la circulación de fluidos de la espalda hacia el cerebro. Evita que se acumulen toxinas en los pulmones y, al mejorar la capacidad pulmonar se estimula la glándula pituitaria, que es la que se encarga de regular las hormonas de todo el cuerpo.

Algunas veces, las madres que acuden a las clases de preparación al parto en nuestro centro de Golden Bridge esperan que les expliquemos nuevas pautas de respiración, como si se tratase de una rutina de ejercicios. Les explicamos que la respiración es algo voluntario, que no se debe forzar. No necesitas aprender técnicas complejas. Básicamente, precisas respirar algo más lento y de forma más homogénea. No se trata de técnicas rígidas que te impidan entrar en contacto con el momento presente, sino de que conectes con tu respiración natural en este momento.

Más que aprender una técnica, intenta ver la respiración como un camino que te llevará a centrar tu mente en una visualización o a crear un mantra propio, es decir, unas palabras que ayudarán a tu espíritu a hacer aquello para lo que en realidad está concebido. Tu objetivo es conseguir una mente meditativa expansiva, superar la mente "racional", esa que lo calcula todo, sigue un programa, juzga y se asusta. La respiración es el puente que comunica nuestro ser terreno con los reinos sutiles y trascendentes.

EJERCICIO PARA MEJORAR LA RESPIRACIÓN

Durante el embarazo la capacidad de transportar oxígeno del cuerpo aumenta; eso explica que, en ocasiones, las mujeres embarazadas sientan que les falta el aliento. El yoga refuerza el sistema circulatorio y estimula suavemente todos los órganos, con lo que éstos pueden cumplir mejor su función.

- Ponte de pie y mantente bien recta. Abre un libro de tapa dura como si lo fueses a leer y presiónalo contra el abdomen, a unos tres dedos por debajo del ombligo.
- Al inhalar, el abdomen empuja el libro hacia fuera. Al exhalar, el libro vuelve hacia tu espalda a medida que el estómago se vacía de aire. Si al inhalar, relajas completamente los músculos del abdomen, abrirás el diafragma y tus pulmones se llenarán al máximo de su capacidad, tal vez por primera vez en años.

Ahora respiras como Dios manda. Al hacerlo, tu sangre está más oxigenada y nutrirá mejor todos tus órganos, incluidas las células del cerebro, por lo que pensarás con mayor claridad.

Cuando hayas adquirido cierta práctica, cierra los ojos y centra tu atención en tu tercer ojo. Cuando inhales, piensa en "Sat" y cuando exhales en "Nam". El ejercicio debe durar al menos cinco minutos, aunque lo puedes alargar tanto como quieras. Te será de gran ayuda tanto cuando estés pensando en concebir como en el último trimestre de embarazo. A los bebés les encanta el efecto tranquilizador que genera esta respiración en el agua de la bolsa.

Ejercicio para mejorar la respiración

SANAR VIEJAS HERIDAS

Tu alma anhela mostrarte el amor hacia ti misma. Cuando descubres el amor de tu alma, los tormentos de la vida dejan de existir.

JOHN O'DONOHUE
Ecos eternos

Me ha venido a la mente una de mis alumnas, Sarah. Se sentaba al final de la clase y llevaba una camiseta negra enorme que parecía una tienda de campaña. Me fijé en ella porque se levantaba y salía y entraba sin parar. De entrada pensé que estaría mareada pero luego mi intuición me hizo ver que se sentía incómoda por el hecho de estar embarazada y quería evitar entrar en contacto con las emociones que el yoga despierta. Y aunque una parte de su ser quería meditar y hacer los ejercicios para favorecer al bebé, otra parte quería esconderse y fingir que no había embarazo.

Al hablar con ella, tuve ocasión de confirmar mis sospechas. "El embarazo es muy molesto", me dijo. La animé a que siguiese asistiendo a clases y, poco a poco, me fue contando su historia. Había sufrido varios abortos y sentía que había algo malo en ella, que su cuerpo no funcionaba todo lo bien que debería. Incluso en aquel cuarto embarazo, cuando todo indicaba que llegaría a término sin problemas, permanecía el sentimiento de que su cuerpo no era un receptáculo preparado para albergar a un bebé. Estaba convencida de que quien la viese embarazada lo sentiría. Le pedí que realizase la meditación que explico a continuación cada día, por la mañana, para que recordase la verdad: que era una mujer completa, preparada para ser madre. Así, cada mañana Sarah se sentaba en un lugar tranquilo y durante tres minutos colocaba la mano izquierda sobre la derecha a la altura del corazón y con los ojos cerrados y la mirada orientada hacia el tercer ojo, repetía:

>*Soy feliz,*
>*estoy sana.*
>*y soy santa.*

Le sugerí que cada vez que la asaltasen las dudas llevase las manos al corazón y repitiese esas palabras, en silencio o en voz alta, hasta que se sintiese centrada y fuerte de nuevo.

Sarah dio a la luz a un bebé mofletudo y alegre. Me comentó que cuando miraba sus luminosos ojos azules le parecía estar viendo la joya más preciosa del mundo. "Pero Sarah", le dije, "tu hijo tiene tus mismos ojos. ¡La forma y el color son iguales!". Al ver la perfección del hijo que había surgido de su cuerpo, pudo empezar a considerarse una persona completa.

Otra alumna había abortado siendo adolescente. Ahora que estaba embarazada, afloraban recuerdos de aquel primer embarazo y del miedo que había sentido entonces, siendo joven. No se trataba de que hubiese cambiado de punto de vista. Seguía creyendo de corazón en el derecho de las mujeres a decidir por sí mismas y creía que el alma no entra en el cuerpo de la madre hasta el día 120. Pero se dio cuenta de que, en alguna parte, no había perdonado a la adolescente que fue por no haberse sentido capaz mental o emocionalmente para llevar adelante el embarazo. Una parte de sí misma seguía lamentando la pérdida, lo que pudo ser y no fue. Así que escribió la siguiente carta:

Querido bebé:
Lamento no haber podido ser tu madre en aquel momento. Sólo tenía quince años y no sabía quién era ni por qué hacía las cosas. Necesitaba tiempo para aprender. Te quiero y bendigo tu viaje.

No importa qué sintieses sobre el embarazo antes de estar encinta. Hasta la experiencia más dolorosa contiene en sí una semilla que, con el tiempo, dará paso algo bueno. Vivimos las experiencias que nuestra alma necesita para desarrollarse. Pero para que el embarazo se convierta en un proceso de crecimiento, has de aceptar profundizar en ti.

Empieza por analizar tu sistema de creencias. Tus deseos son una cosa, pero *¿qué das realmente por cierto?* Conocer la respuesta a esta pregunta requiere tiempo y dedicación, tienes que sentarte a pensar en ti. ¿Con qué ojos ves el mundo? ¿Qué crees sobre el parto? ¿Qué opinión te merece tu médico o tu comadrona? ¿Qué piensas de la espiritualidad, de la unión entre el feto y tu corazón o entre tu marido y tú? Solemos responder de manera automática y decir: "Es fantástico." Contestamos sin pensar. Yo lo he hecho en infinidad de ocasiones. Saber quién eres y qué es verdad para ti lleva su tiempo. Debes reunir una a una tus creencias. Sacarlas a la luz. Analizarlas, revisarlas, ver si siguen siendo válidas. Si algo no funciona, una actitud, una palabra, una descripción, una suposición… ¡deshazte de ella! No pierdas tiempo castigándote por nada. Hoy en día, tendemos a ser muy conscientes desde un punto de vista psicológico y lo analizamos todo para luego, culparnos. "¿Por qué hice lo que hice? ¡Seré estúpida!"… También le damos demasiadas vueltas al pasado. Es mejor que lo dejes y que pases a otra cosa. Basta con que digas: "Esto no funciona" y cambies. Si paso revista a mi vida, me podría echar a llorar, sentirme abrumada por una gran sensación de culpa, de dolor, de traición… ¡lo que se te ocurra! Pero prefiero sentirme bendecida porque todas esas experiencias pasadas me han hecho ser quien soy en la actualidad.

En ocasiones, no nos damos cuenta de lo negativa y sombría que es nuestra forma de ver la vida porque esto se da de forma muy sutil. No nos percatamos de que estamos creando un mundo que niega nuestro poder. Pero podemos optar por la luz y la verdad que anida en el corazón; es decisión nuestra. Les digo a mis alumnas que sentirse miserables es una opción que nunca falla, siempre está disponible. ¿Qué postura vas a adoptar en el proceso de convertirte en madre? Lo que decidas influirá sobre otros aspectos de tu vida, pero has de ser tú misma quien lo elija. Nadie puede hacerlo por ti. Yo no puedo. Tu médico no puede.

Tu marido no puede. De hecho, si alguien pretende hacerte creer que puede llevar a cabo algo así por ti, ¡desconfía! Abrirte a quien en verdad eres depende exclusivamente de ti.

Ten en cuenta que elegir ser positiva no es asunto de una sola vez, es un proceso que requiere compromiso, que se renueva constantemente. No imagines que llegará un momento en que podrás decir: "Bueno, ahora ya estoy bien, no volveré a sentir dolor, rabia ni confusión nunca más." Necesitarás perseverar. Es lo que llamamos "vivir".

El nacimiento de un hijo es una buena circunstancia para analizar tu discurso interno.

MEDITACIÓN PARA LA AUTOESTIMA Y LA ACEPTACIÓN

Al practicar kundalini, potenciamos constantemente la unidad interior, el *yoga* o unión de la persona con su ser infinito. Para esta meditación, necesitarás tener a mano una fruta, de la clase que sea. Cargarás la fruta de amor y de aceptación, y luego, la comerás para integrar todo eso en ti.

- Siéntate en postura fácil con la mano izquierda estirada frente a ti, sosteniendo con ella la fruta.
- Sostén la otra mano unos centímetros por encima de la fruta. Mantén los brazos estirados y los ojos cerrados.
- Centra tu atención en conectar el punto del ombligo con la fruta, como si utilizases tu *prana* o fuerza vital para bendecir la fruta. ¡Sigue!
- Cuando hayan transcurrido nueve minutos, sujeta la fruta con las dos manos sobre tu ombligo y respira hondo y profundo durante dos minutos más.
- Luego, con la fruta sobre el ombligo, inhala todo lo hondo que puedas y suelta el aire alargando al máximo la exhalación. Presta atención al ritmo de la respiración y repite el proceso durante siete minutos.

- Para terminar, aprieta la fruta contra tu ombligo —¡Con cuidado de no aplastarla!— y aprieta con la lengua tu paladar. Exhala y ¡come la fruta!

Amor propio y aceptación

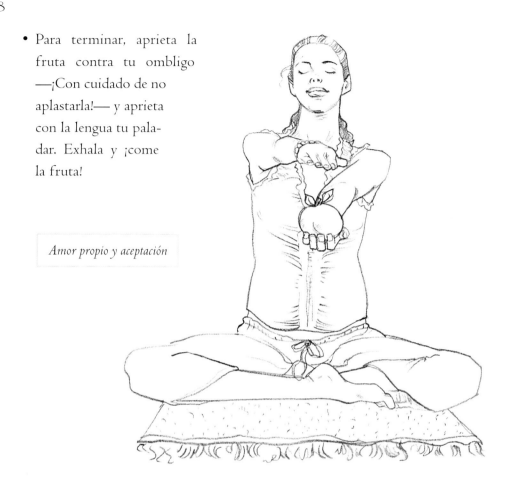

Ésta es una meditación ideal para realizarla durante noventa días. Puede que pienses que dura demasiado, pero te sorprenderá. Si lo prefieres, empieza destinando tres minutos a cada parte. En todo caso, ten en cuenta que te sentirás incómoda en la postura. ¡A mí también me ocurre pero no te rindas!

RECORDAR TU NACIMIENTO

*Para conocer al hijo,
conoce a la madre.*

QUAN YIN,
DIOSA BUDISTA
DE LA COMPASIÓN

Mientras esperaba a Wa, jamás sentí miedo del parto. Sin embargo, me preocupaba mucho que algo no estuviese bien. Primero pensé que ese miedo era la consecuencia directa de la muerte de mi anterior hijo. Pero dado que mi madre seguía viva durante mi embarazo, aproveché para comentar este asunto con ella. "¡Oh, yo también estuve muy preocupada por eso cuando te iba a tener. A las pocas semanas de nacer tú, pasé uno de los periodos más aterradores de mi vida. Vomitabas prácticamente todo lo que comías. Estabas a punto de morir de hambre. A las seis semanas, en pleno aluvión, te llevamos a toda prisa al hospital de Chicago, que estaba a cincuenta kilómetros de casa, y esa misma noche te operaron de urgencia. Te abrieron la válvula pilórica que mantenía cerrado tu estómago para que, por fin, pudieses digerir alimentos." Mi madre me explicó también que los médicos le habían asegurado que yo nunca sería normal. ¡Y en eso acertaron! Según dijeron, padecí un trastorno hereditario llamado estenosis pilórica que podía aparecer en las primeras seis semanas de vida del lactante.

Y, de repente, lo vi claro: ¡cómo no! No se trataba sólo de un miedo derivado de mi propia experiencia, sino también de la de mi madre. La pobre mujer se debió sentir aterrada al ver que no podía hacer nada para que yo mejorase, sobre todo teniendo en cuenta que hace casi sesenta años no había tantos avances médicos como ahora. Mi perenne sensación de impotencia y de miedo cobró un nuevo sentido. Al entender de dónde procedían, pude empezar a arrancarlas como una mala hierba y sustituirlas por un sentimiento nuevo y positivo.

Quienes somos en la actualidad depende de lo que ocurrió en el vientre de nuestra madre y en los primeros tres años de vida. En cada mes de tu embarazo revives con un sentido muy profundo y emocional lo que ocurrió mientras te encontrabas en el seno materno. Si es posible, habla con tu madre para averiguar qué pensaba y sentía mientras te llevaba en su interior. Si tu madre ya no vive o no la conoces porque eres adoptada, puedes recurrir a la hipnoterapia para abrir esa puerta porque nuestra memoria celular contiene esa información. De hecho, la hipnoterapia, al igual que la meditación, es una gran herramienta de curación.

Una de nuestras alumnas, Camilia, me comentó que, cuando pensaba en dar a luz a su bebé, sentía algo muy intenso. Por un lado, era vértigo, en sentido literal, pero por otro, la embargaba una enorme felicidad. Movida por el deseo de entender el origen de tal intensidad emocional, decidió hablar con su madre. Ésta le explicó que había estado bailando a lo largo de todo el embarazo. Y que, incluso en pleno parto, había sentido un fuerte deseo de bailar. Tanto había insistido que los médicos la dejaron levantarse y bailar una descabellada danza del vientre durante el alumbramiento. Cada vez que Camilia pensaba en su madre bailando como una diosa antigua, en bata de hospital, hacía que Camilia se desternillase. Desde entonces, cuando necesitaba animarse, se ponía a bailar. Ella también tuvo un hermoso parto.

A una amiga mía le pareció tan enriquecedor que su madre le contase los detalles de su parto que lo convirtió en una costumbre familiar y, desde entonces, cuenta a cada uno de sus hijos anécdotas del parto para celebrar los cumpleaños. ¡A los niños les encanta! Si ella lo olvida, ellos se lo recuerdan. Hasta su muerte, hace poco, a los noventa y tres años, mi madre me enviaba en cada cumpleaños una tarjeta contándome mi nacimiento. Siempre empezaba con la misma frase: "Era una fría noche de invierno e íbamos hacia Chicago, en medio de una gran nevada..." Cada año, al leer la tarjeta, casi sentía el frío de la nieve en las mejillas por las que rodaban lágrimas.

Por desgracia, no todas nosotras tenemos experiencias familiares tan buenas o amorosas. El embarazo puede ser un momento en el que resurgen viejos miedos y rabias contra nuestros padres. Algunas de nosotras juramos no ser nunca como nuestros progenitores, sobre todo si sufrimos alguna clase de abuso o desatención. Pero aunque sea difícil de aceptar, la verdad es que, por justificada que esté, la rabia contra nuestros padres y el resentimiento nos debilitan. Nos roban energía psíquica y nos impiden crear experiencias nuevas más plenas. Ahora que está surgiendo un nuevo ser en tu interior, aprovecha para sanar tu historia familiar.

En el Viejo Testamento, los mandamientos no dicen que amemos a nuestros padres sino que los honremos. Honrar a los padres implica comprender que son personas de gran valor en nuestro peregrinaje vital. Directa o indirectamente, son responsables de tu deseo de crecer espiritualmente. Honrarlos es la actitud más digna que puedes tomar en la vida.

Una de mis alumnas, que era escritora, me explicó que guardaba un gran resentimiento hacia su padre biológico por haber abandonado a su madre antes de que ésta le pudiese anunciar su embarazo. Ahora que ella estaba encinta, quería soltar esa rabia. No quería que su oscuro rencor hacia los hombres se prolongase y afectase a su hijo o a su marido. Como no tenía manera de contactar con su padre, le escribió una carta para sanar la herida. La comparte con nosotras con la esperanza de que sirva para ayudar a otras mujeres a superar viejos dolores que han llevado consigo durante años:

Querido Julio,
Eres mi padre. Puede que te sorprenda saberlo. Bien mirado, no tengo prueba fehaciente de que durante el largo invierno de 1964, en tu visita a los Estados Unidos, engendrases una hija con aquella estudiante de enfermería pelirroja con la que salías.

De ti, sólo conozco tu nombre, la localidad española de la que venías, según dijiste a mi madre, que usabas pantalones de lino y que pronunciabas el nombre de mi madre, Patricia, con un marcado acento español. Le encantaba cómo sonaba su nombre en tu boca. Erais jóvenes, me cuenta. Mucho más jóvenes de lo que soy yo ahora.

De tu paso por aquí sólo quedamos yo y cinco fotografías en color que mamá te hizo la noche en que cocinó para ti la tradicional cena de Acción de gracias en la que no faltó ni la salsa de arándanos ni la de carne. Gracias a esas cinco fotografías sé que me parezco vagamente a ti en la curva de la nariz y en el arco de mis cejas. Después de saber de tu existencia, solía ir al dormitorio de mi madre y estudiar a fondo las cinco fotografías, como si esperase descubrir un código escrito en ellas con tinta invisible. Al ver que tenías los hombros encorvados, una señal clara de debilidad, comprendí en parte por qué habías considerado que mi madre era suficientemente interesante como para acostarse con ella pero no lo bastante como para seguir en contacto después. También entendí que devolvieses las cartas en las que iba mi fotografía de bebé sin abrirlas siquiera. El chaleco que llevabas puesto me hablaba de tu pequeño gusto burgués. Y para mí, tu rostro se convirtió en el representante de una plaga, la de los hombres que niegan su responsabilidad en el proceso de procrear y se dan el lujo de negar la existencia de aquello que no les conviene.

Julio, quiero pedirte perdón por todo esto. No sé nada de ti ni de tus circunstancias ni de las razones que te llevaron a elegir como hiciste. Como mujer, he cometido errores y he hecho daño a mucha gente y no tengo ni derecho ni autoridad para juzgar a nadie, y mucho menos a ti. Quiero darte las gracias por haber contribuido a mi creación. De hecho, en lo más profundo de mi ser, cuando de niña me sentía abrumada por la historia de alcoholismo y pobreza de mi madre, pensaba que por mis venas corría también tu sangre e imaginaba que eso sería mi salvación. Para mí, tu sangre, cual capa de Superman, me otorgaba poderes inimaginables. Puede que así fuera. Aprendí español y francés, completé mis estudios con becas y ahora trabajo en lo que siempre soñé hacer. Y hago una paella estupenda sin que nadie me haya enseñado, supongo que está en mis genes, un regalo tuyo.

Te deseo lo mejor. Espero que hayas logrado ser feliz en la vida.

Tu hija desconocida,
Cassandra

SANAR HERIDAS EMOCIONALES DEL PASADO

Recuerda que el tiempo no cura todas las heridas, pero el amor sí.

La siguiente meditación curará incluso las heridas que no eres consciente de tener.

- Siéntate en postura fácil y estira el brazo derecho frente a ti con un ángulo de sesenta grados.
- Estira el brazo izquierdo por detrás, con el mismo ángulo de sesenta grados pero orientado hacia abajo. Los brazos han de quedar alineados. Mantén los codos estirados y señala con los índices de cada mano, dejando el resto de los dedos cerrados en puño.
- Cierra los ojos y centra tu atención en tu mandíbula, como si pudieses mirar a través de ella. Respira lenta y profundamente. Sigue durante tres minutos.
- Después, sin cambiar de postura los brazos, señala además de con el índice con el meñique de ambas manos. Los ojos siguen mirando hacia abajo, hacia la mandíbula. Mantén la postura durante otros tres minutos.
- Por último, estira todos los dedos y tensa la musculatura de todo el cuerpo mientras extiendes los brazos hacia fuera, hacia el Infinito, durante tres minutos más. Inhala tan hondo como te sea posible y, después, ve soltando el aire lenta y uniformemente. Repite esto último dos veces más y ¡Listo! Recuerda que puedes empezar sosteniendo un minuto cada postura e ir aumentando progresivamente hasta llegar a tres minutos por movimiento.

Sanar las heridas emocionales del pasado

ACCEDER A LA MENTE NEUTRAL

Recuerdo lo primero que me vino a la mente al confirmar que estaba embarazada. De entrada me dije: "¡Gracias Dios mío! ¡Es un milagro! ¡Éste es el día más feliz de toda mi vida!". Pero inmediatamente después, llegó la preocupación: "¿Cómo voy a hacerlo? ¡Soy demasiado vieja! ¡Es una locura! ¡Ni siquiera tenemos dinero! ¿De qué vamos a vivir? ¡Qué miedo! ¡Estoy tan confundida! No sé qué pensar. ¿Estará bien el bebé?".

Aun después, cuando pude sentir la dicha de llevar al bebé en mi seno, mi marido y yo seguimos atravesando momentos estresantes por una u otra causa. La noticia del embarazo coincidió con el momento en que estábamos dejando nuestro apartamento y no teníamos dónde ir. Disponíamos de un presupuesto muy ajustado que sólo nos daba acceso a pisos desvencijados, húmedos y oscuros. Pero con un bebé en camino, yo no quería vivir en un lugar sin sol y con una moqueta en mal estado. Así que le propuse a mi marido instalarnos en una tienda de campaña en el jardín de unos amigos nuestros —¡En Los Ángeles!— hasta que encontrásemos un lugar pequeño y agradable.

No estaba muy entusiasmado pero, como había vivido en un poblado de

Alaska durante once años, no le pareció del todo mal. Así, estuvimos viviendo en una tienda de campaña. Nuestros amigos nos permitían utilizar el baño y la cocina siempre que quisiésemos y, al final, fue un periodo estupendo. Plantamos la tienda bajo un limonero y construimos un pequeño altar para meditar y leer. Seguimos buscando un buen lugar y yo confiaba que Dios nos lo proporcionaría.

Y así fue. Le llamamos "el nido de pájaro", porque era pequeño pero acogedor. Al final del noveno mes, me costaba entrar y salir del cuarto de baño y casi no tenía espacio para fregar, pero era mi casa, el lugar en el que iba a dar a luz a Wahe Guru Kaur, que significa "La princesa que vive en el éxtasis del nombre de Dios". Los niños vienen con regalos inesperados: ¡casas, trabajos, oportunidades, cosas inimaginables!

Si lo miras bien, el estrés es exactamente lo contrario de la confianza. Se dice que Dios aprieta pero no ahoga. La única razón por la que la vida nos abruma es porque nos confundimos y pensamos que somos más grandes que el Creador de todas las cosas y queremos controlarlo todo. Error. En yoga, utilizamos el siguiente dicho: "Si no eres capaz de ver a Dios en todo, es que no eres capaz de verle en absoluto."

Haz una pausa y valora la situación tal y como en verdad es. Si es preciso, haz una lista de lo que tienes y de los recursos de los que dispones. Los yoguis utilizan el término *maya* para describir la fantasía y la ilusión de realidad en la que nos vemos inmersos habitualmente. Fíjate, el suelo sigue bajo tus pies, el cielo continúa arriba. Es un hecho que el mundo no dejará de girar. Ve paso a paso y verás surgir las soluciones a tus problemas.

Cuando te sientas confusa, detente, aprieta con los dedos tu tercer ojo, que está entre tus cejas, cierra los ojos, inhala repitiendo mentalmente "Sat" y exhala con "Nam" durante tres minutos. Eso te ayudará a centrarte de nuevo. Pídele ayuda al Universo. Dios no nos concibió para que nos apañásemos solos. Siéntate en medio de tu confusión y confía en que recibirás la respuesta que requieres.

Lo que me recuerda que recibir masajes, darte baños y recibir mimos durante el embarazo no es un acto de egoísmo. Es una necesidad. Por ejemplo, cuando recibes un masaje, la sangre circula mejor y tus músculos se relajan, lo que beneficia al bebé. Los masajes en los pies están especialmente indicados. Y no hace falta ser un experto para masajear un pie. ¡Simplemente alcánzale un poco de crema a tu pareja y pon tu pie en su regazo! Si alguien se ofrece a hacer algo por ti, ¡no dejes escapar la ocasión! Responde: "Te lo agradezco. ¿Podrías darme un masaje?".

Todo lo que hagas por ti, beneficiará al alma que está en tu interior. Relajarte, comer bien, pasear, meditar, gozar de la compañía de tus amigos, leer un buen libro… Tu bebé lo absorberá todo cual esponja.

MEDITACIÓN PARA EL EQUILIBRIO MENTAL

Al practicar el yoga aprendemos a acceder a la mente neutral. A todo pensamiento negativo puede seguir un pensamiento positivo. Por ejemplo, si estás junto a una chimenea, puedes pensar primero "Las llamas me podrían quemar" e inmediatamente después "¡Qué hermoso es el fuego y cómo me da calor!". Durante el parto, puede que escuches una voz que diga: "No puedo hacerlo, es demasiado duro" y después podrías decirte: "Sí, sí que puedo. Soy más fuerte de lo que he sido en toda mi vida." Esto es un reflejo del vaivén entre la mente negativa y la positiva. Por naturaleza, la mente puede crear mil pensamientos en un instante. Nuestras mentes funcionan como los aparatos de radio, se ajustan a la frecuencia mayor disponible en cada momento. La meditación nos permite entrar en un estado de mente neutral, un punto de equilibrio que detiene el frenético vaivén. La mente neutral es la mente con la que nacemos y es la que precisamos para ser buenas madres.

- Siéntate en postura fácil.
- Estira los brazos a los lados, como si abrieses tus alas, con las palmas mirando hacia abajo.
- Empieza a moverlas desde las muñecas con rapidez, como si aleteases para elevarte. Los hombros vibrarán ligeramente pero el movimiento se da en las muñecas.
- Inhala y exhala larga y profundamente. Sigue durante tres minutos.

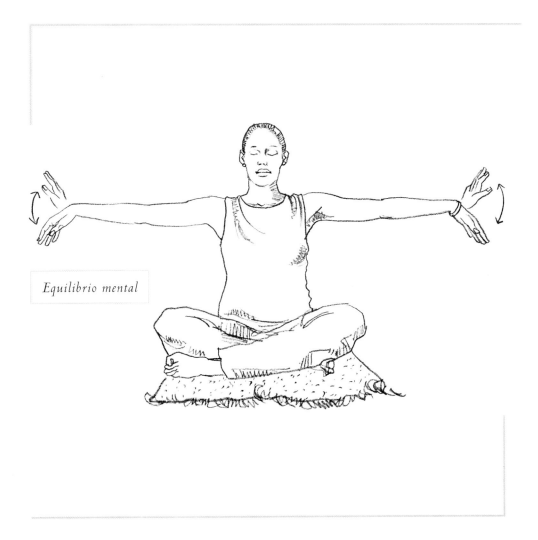

Equilibrio mental

CULTIVAR
LA PACIENCIA

La fértil y compacta
tierra se une
a la lluvia que cae
del inmenso azul
para el bien
de todas las cosas...

MILAREPA

¿Con qué frecuencia tocas la tierra o ves una puesta de sol? Hoy en día, la mayoría de nosotras vivimos al margen de la naturaleza. Cada vez son menos las personas que entran en contacto real con la Tierra. Vivimos en un entorno asfaltado, lleno de cemento, desconectados de los orígenes de la experiencia humana.

Si no tienes plantas en casa, haz algo antes de tener a tu hijo: compra una. Sirve cualquiera, siempre que sea de verdad, es decir, que tenga raíces, tallo y hojas, no pongas una planta de plástico o de tela. La planta te ayudará a conectarte con el acto de nutrir y con el mundo natural. Es una hermosa metáfora de tu embarazo. Tendrás que descubrir cuánta luz necesita, qué abonos la ayudan a crecer, cuánta agua requiere para florecer. Observa cómo crece la planta al tiempo que tú lo haces. Si ya eres una jardinera consumada, ¡mejor! Sigue así.

La creación es un don, pero aun así requiere trabajo. Cuando un granjero va al campo, no basta con que plante las semillas y cruce los dedos para que broten. Tiene que regar las plantas y abonar la tierra para garantizar una buena cosecha. También tiene que rezar por sus campos. Debe cuidar cada detalle del proceso de crecimiento. Lo mismo aplica a tu embarazo.

Las plantas nos enseñan a ser pacientes. El mal de la sociedad occidental es, precisamente, la falta de paciencia que tenemos con nuestros hijos, nuestras parejas, nuestros padres e incluso con cualquier aparato (por lo menos ése es mi caso. Cuando no consigo hacerlo funcionar a la primera, me desespero y empiezo a decir: ¡Trasto inútil!). En los restaurantes, nos molestamos si no nos sirven enseguida, o si tenemos que esperar en un atasco en plena calle. Toda nuestra cultura se basa en la impaciencia, lo queremos todo "para antes de ayer". Cuando organizo algún viaje a la India en compañía de alumnas que nunca han estado en ese país, puedo ver la frustración en sus rostros. Se preguntan qué hace la gente sentada, sin hacer nada, en un país tan pobre. Para un occidental, eso resulta incomprensible. Pero lo cierto es que si están ahí, sentados sin hacer nada, es porque saben disfrutar de la vida. En los muchos viajes que he realizado a la India, disfruto mucho con el ritmo pausado con el que transcurre el tiempo. Mi mente sigue con la dinámica de "tengo que hacer muchas cosas en poco tiempo", y se acelera. Osho, el profeta del siglo XX, explicaba que hoy hacemos en un día lo que hace dos siglos requería seis semanas. No disponemos de espacios libres en nuestra mente. Imagina que no tuvieses que llenar cada segundo de tu vida y observa lo que ocurre.

A menudo llega el momento del parto sin que estemos preparadas para tener al bebé. De ahí la importancia de los nueve meses. Nos permiten aprender a reducir la velocidad. Cuando mi maestro llegó a Estados Unidos, hace ahora treinta y dos años, dijo: "La paciencia siempre compensa." Eso quiere decir que siempre es mejor confiar en el Creador y entender que existe un ritmo mejor que el de "lo quiero ahora".

La paciencia es una de las primeras lecciones que ha de aprender quien se inicia en el camino espiritual. Cuando mi maestro era niño, se acercó a un sabio y anciano yogui para hacerle una pregunta. El anciano señaló un árbol y le indicó: "Sube y espera ahí a que regrese. Cuando lo haga, contestaré a tu pregunta." ¡Y Yogui Bhajan pasó tres días encaramado al árbol, esperando el regreso del anciano! Ahora no puedes ni imaginar la paciencia que desarrollarás por el hecho de ser madre.

Empieza por cuidar de tus plantas. Atiéndelas. Mira cómo crecen en el momento adecuado. Si, por alguna razón, las pequeñas plantas que viven en macetas sufren algún percance y no sabes cómo resolverlo, no dudes en llamar a un jardinero experto y pedirle consejo.

MEDITACIÓN PARA LA PACIENCIA

Esta meditación estimula el dedo que corresponde a Júpiter, con lo que equilibra el sistema nervioso y ayuda a conseguir paciencia. Siéntate en postura fácil, cierra los ojos y mira hacia arriba. Estira los brazos a los lados, paralelos al suelo, con las palmas hacia arriba y los codos rectos. Respira con fuerza y mueve sólo el dedo corazón, que es el que corresponde a la energía de Júpiter. Al inhalar, levanta el dedo y al exhalar, bájalo. Coordina el movimiento con la respiración y sigue durante siete minutos. Si lo prefieres, puedes reducir el tiempo a tres minutos. Si lo haces bien durante tres minutos sentirás sus efectos.

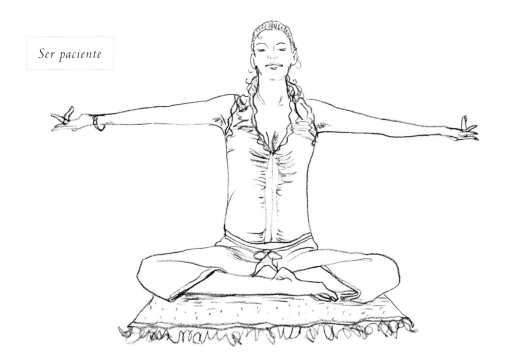

Ser paciente

VALORAR A LA PAREJA

A estas alturas, seguramente tu marido o tu pareja esté muerto de miedo. Mientras tú piensas en qué debes comer o sientes al bebé moverse por primera vez, él está planteándose cuestiones totalmente nuevas para él. Se preguntará, por ejemplo, si podrá cubrir tus necesidades y las del bebé, qué se espera de él, si será o no un buen padre. Tal vez no tenga idea de cómo ser padre. ¿Seguirá el ejemplo de su propio padre? Y si éste ejemplo no es de su agrado, ¿cómo evitará seguir sus pasos? Pero probablemente lo que más le preocupará será saber si el bebé cambiará la relación entre vosotros. Ver a su pareja convertirse en madre despertará en él una amplia variedad de sentimientos. Para algunos hombres, compaginar la imagen sexual que tienen de su pareja con la imagen de madre puede ser muy complicado.

Recuerdo que, en ocasiones, me costaba mucho no enfadarme con mi esposo porque sentía que yo estaba totalmente inmersa en la experiencia del embarazo y él no estaba en mi misma frecuencia. Durante el primer trimestre, estuve insoportable. Lloraba mucho y si él no adivinaba el motivo de mis lágrimas, me sentía decepcionada. ¡Y eso que ni siquiera yo sabía a ciencia cierta por qué lloraba! Al cumplir el quinto mes, los vaivenes emocionales cesaron y me sentí muy feliz.

Pero cuando llegó el día de Acción de gracias, para mi sorpresa, me sentí muy mal. El pasado cayó sobre mí como una auténtica losa. En la mañana del día de Acción de gracias, preparé un plato de boniato para llevar a la fiesta de la comunidad. Lo dejé enfriar y fui al dormitorio a cambiarme de ropa. Me senté en la cama y me puse a mirar por la ventana. Caía una lluvia mansa, una de las primeras lluvias de la temporada. Como me había criado en el Medio oeste, donde llueve a raudales, echaba de menos la lluvia. En Los Ángeles los veranos se prolongan mucho y casi nunca llueve. Quería salir a bailar a la calle, empaparme y gritar: "¡Sí!". Pero de pronto, me eché a llorar. No podía parar y me invadió un cortejo de recuerdos que desfilaban lentamente ante el ojo de mi mente: el nacimiento y muerte de mi hijo, los años de adolescencia de mi hermano, cuando había robado un coche. Mis padres tuvieron que ir a buscarle a Nebraska justo el día en que yo regresaba del primer semestre en la universidad. Me encontré la casa vacía y una nota en la mesa de la cocina. Pero también lloraba por la lluvia, por las hojas mojadas, por el milagro que ocurría en mi interior, por la felicidad que sentía. Era como si llorase por todo y por todos.

Mi marido me encontró sentada en la cama, empapada en mi propio llanto y se portó como un ángel. Me escuchó y me comprendió. Llevó el plato de boniato a la fiesta de la comunidad y nos representó a los dos mientras yo me quedaba tumbada en cama, sintiéndome mucho mejor, purificada y muy agradecida. Explícale a tu marido que no hay nada malo en decir: "Mi mujer está embarazada y no ha podido venir esta noche." No es preciso dar más explicaciones. La mayoría de personas entienden algo así sin problemas. Para mí, aquel fue un día sanador ya que al liberar algunos recuerdos, me sentí mucho mejor.

La verdad sobre las relaciones es exactamente lo opuesto de lo que nos han contado del caballero que viene en un blanco corcel a salvarnos. Piensa en ti misma como un caballero con su propio corcel que, además, puede ayudar a su pareja y asistirle si él se cae del suyo. No he conocido a ningún hombre que no esté por educar. Tendrás que retomar el trabajo donde lo dejó su madre. Algunas personas viven relaciones con almas con las que ya han tenido encuentros y desencuentros en otras vidas y en ésta obtienen la recompensa de una relación sin trabas. Pero, para la mayoría de nosotros, mantener la pareja requiere trabajo. No se trata simplemente de convivir sino de crecer juntos, de crear algo grande unidos, de mostrar lo que de verdad llevamos en el corazón. El esfuerzo y el compromiso merecen la pena.

MEDITACIÓN PARA LA FELICIDAD DE LA PAREJA

Las *kriyas de Venus* son meditaciones para realizar en pareja. Si tu compañero no conoce nada de yoga, muéstrale cómo adoptar la postura fácil y, después, sentaos espalda contra espalda. Comprueba que las lumbares estén bien en contacto. Si eres madre soltera, escoge a un amigo o amiga cercanos para realizar esta meditación.

- Inhala hondo y exhala. Después, cantad al unísono: "Sa-Ta-Na-Ma", durante once minutos.
- Canta en voz alta unos minutos y luego, sigue susurrando para, por último, hacerlo mentalmente, en silencio. Repite el proceso en sentido inverso para terminar, de nuevo, cantando en voz alta.

Meditación para la felicidad de la pareja

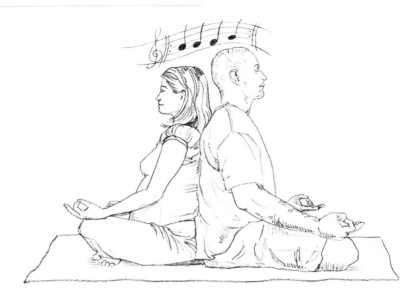

CREAR UNA IMAGEN POSITIVA DEL EMBARAZO Y EL PARTO

La televisión es el peor enemigo de los partos desde que las comadronas empezaron a pasar por la picota. ¿Crees que bromeo? Para nada. Piensa en escenas de series como *Urgencias*, en las que una mujer grita y suda, hay médicos corriendo de un lado para otro preguntándose si la madre se salvará o si el bebé se salvará. La sangre corre como el agua. ¡Por favor! Por desgracia, un parto normal no da para un episodio trepidante de sesenta minutos de la misma forma en que un parto con complicaciones lo hace. ¡Por no hablar de una madre que muere dando a luz o se queda atrapada en un atasco y tiene que parir en un coche!

El mensaje que subyace a estas imágenes televisivas actúa como un veneno de acción lenta que las mujeres vamos tragando poco a poco, sin darnos cuenta. Este mensaje tóxico nos cuenta que, en el embarazo y el parto, las mujeres somos criaturas frágiles sometidas a una experiencia traumática, sangrienta y aterradora. Y pocas de las mujeres que ven esas imágenes cuentan con una experiencia propia que les sirva de antídoto porque, en la mayoría de los casos, los partos han dejado de ser algo familiar y se han convertido en un hecho institucional. Una primeriza rara vez ha visto un parto de verdad como para poder determinar que lo que aparece en la televisión no tiene nada que ver con la realidad.

Es posible que, además, no falte quien te cuente historias que no te ayuden para nada. A las mujeres les encanta compartir las anécdotas de sus partos porque el alumbramiento es, sin duda, un momento trascendente en sus vidas. Siempre ocurre algo importante y hay cierto suspense. Sin embargo, a algunas personas les da por exagerar la nota y dicen cosas como: "¡Tardé sesenta horas en dar a luz a mi hijo!". Cuando alguien te cuente algo así, no dudes en preguntarle cuánto duró el parto en sentido estricto. El parto en sentido estricto es el periodo en el que las contracciones son fuertes y hay que respirar adecuadamente. No he conocido a nadie que haya estado sesenta horas en esa fase. También habrá quien te cuente que no sintió nada y que el hijo, prácticamente, salió solo. La verdad suele corresponder a algún punto intermedio entre ambos extremos.

Tradicionalmente, a las mujeres embarazadas no se las consideraba débiles. En los tiempos tribales, el parto era un momento en el que se honraba a la mujer. A una mujer dando a luz se la respetaba tanto como a un hombre en plena batalla. De hecho, los aztecas trataban a las mujeres que daban a luz igual que a los guerreros que regresaban de luchar.

Para empezar, borra de tu mente todas esas imágenes de series como *Urgencias*. Habla con mujeres que tengan una visión positiva y no exagerada del parto, lee libros inspiradores, como *The Red Tent* (*La tienda roja*) de Anita Diamant o *Spiritual Midwifery* (*Comadrona espiritual*) de Inna May Gaskin, para descubrir historias hermosas sobre partos del pasado y del presente. Va siendo hora de compartir con otras mujeres nuestra historia, de redescubrir nuestro conocimiento e intuición.

DESTIERRA EL MIEDO

- Siéntate en postura fácil, con los ojos cerrados, mirando hacia arriba y estira los brazos a los lados, de forma que queden paralelos al suelo.
- Dobla las manos llevando las puntas de los dedos a la palma y deja el pulgar levantado.

- Mantén la espalda recta y la mandíbula ligeramente metida.
- Inhala y lleva los pulgares hacia los hombros y, al exhalar, estira los brazos para que las manos vuelvan a la postura original.
- Repite el movimiento tan rápido como puedas pero sin que los pulgares toquen los hombros.
- Sigue respirando con fuerza durante dos minutos para estimular la glándula pituitaria. Ve aumentando el tiempo progresivamente hasta llegar a los siete minutos.

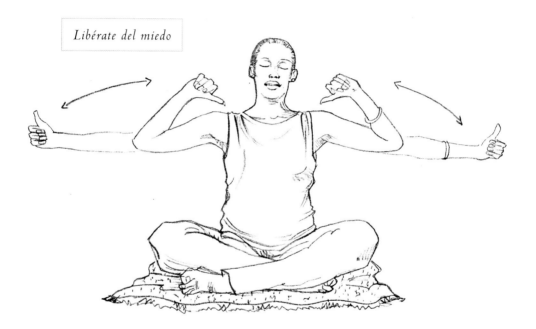

Libérate del miedo

CONSIDERACIONES SOBRE CÓMO Y DÓNDE DAR A LUZ

Si eres dueña de tu vida, serás dueña de tu parto.

No creas que es demasiado pronto para considerar cómo darás a luz. Dispones de una amplia gama de lugares en los que tener a tu hijo. Si empiezas a valorar cada opción ahora, no tendrás que correr en el último momento. Te sentirás tranquila y confiada cuando llegue el momento, elijas lo que elijas: ya sea dar a luz en casa, en un hospital o en un centro especializado en partos. El primer paso es darte cuenta de que dispones de varias opciones. En Occidente, tenemos la suerte de poder elegir entre lo mejor de todos los mundos.

Yo no abogo por el parto en casa, pero animo a las mujeres que gozan de buena salud a que se lo planteen. Y resulta que la mayor parte de las mujeres gozan de buena salud. Tenemos que entender que existe una gran diferencia entre un parto normal y un parto típico: el 95 por ciento de los partos tiene lugar sin complicaciones y se puede llevar a cabo en casa. En los Estados Unidos, los partos en casa con comadrona o en centros especializados no representan más que un 7 por ciento de los nacimientos. Eso no quiere decir que los partos en casa sean algo atípico. En los países del norte de Europa, por ejemplo, el 70 por ciento de las mujeres da a luz en casa, con la ayuda de una comadrona.

Cuando supe que muchos de los remedios tradicionales caseros usados en la época romana se habían conservado escritos me pareció fascinante. En su mayoría son repugnantes; se suponía que una bebida a base de estiércol aliviaba los dolores del parto, lo mismo que la leche de cerda mezclada con miel y vino, y la peor receta de todas: una hecha con el líquido de los genitales de una comadreja. ¡Imagínatelo! Colocaban una pluma de buitre bajo el pie de la parturienta y le ataban la piel que se le había caído a una serpiente alrededor del muslo. A pesar de que esos remedios eran un auténtico suplicio y, probablemente, no servían para gran cosa, excepción hecha del efecto placebo derivado de la fe que el pueblo tenía en ellos, los cuidados que se dispensaban a la parturienta merecen especial mención. La mujer estaba en casa, en un lugar confortable, rodeada de mujeres de su familia y de comadronas dispuestas a ayudarla y animarla. Y ese apoyo emocional y personal que aportaba seguridad era de gran ayuda. Lo irónico es que, aunque ahora hayamos superado las bebidas de estiércol, hemos perdido el trato cálido, personalizado.

Si vas a buscar información sobre partos en casa, ve directamente con tu pareja a hablar con la comadrona en lugar de tratar de convencerle a posteriori porque, de lo contrario, podría sonarle demasiado mítico, como un rumor o algo de brujería. Si los dos no estáis de acuerdo, tu pareja pensará que te has vuelto loca.

En todo caso, es importante que hagas ciertas preguntas a los encargados del centro en el que piensas dar a luz, así como al médico o a la comadrona que te vaya a asistir en el parto. Si un profesional de la salud se pone a la defensiva cuando le preguntas algo, no tiene tiempo para contestarte o no estás de acuerdo con lo que dice, plantéate si de verdad te interesa ponerte en manos de esa persona. Eso sí, al hacer las siguientes preguntas, evita usar un tono duro; actúa con elegancia y habilidad para evitar que el otro se ponga a la defensiva:

- ¿Podrá entrar alguien a asistirme durante el parto?
- ¿Podré comer, beber o caminar durante el parto si lo preciso?
- ¿Es imprescindible que me coloquen una vía para el gotero nada más llegar?
- ¿En qué circunstancias se utilizará el gotero?

- ¿Qué opina de la epidural y de la oxitocina sintética?
- ¿Cuál es su promedio de cesáreas?
- ¿Qué considera fuera de plazo?
- ¿Cuánto tiempo, pasada la fecha de salida de cuentas, espera antes de provocar el parto?
- Si está de vacaciones o está ausente el día del parto, ¿quién le sustituirá? Su sustituto, ¿comparte su punto de vista sobre el parto?
- ¿Puedo ponerme en cuclillas o de pie durante el parto si así lo quiero?
- ¿A partir de cuando considera que un parto va lento y cuál es el margen de espera antes de inducirlo?
- ¿Bajo qué circunstancias nos separarían del bebé tanto a la madre como al padre?
- ¿Qué debo hacer si rompo aguas en casa?

Por encima de todo, confía en tu intuición. Las antiguas enseñanzas entienden que una mujer lo puede sentir todo dieciséis lunas antes de que ocurra. Es una forma metafórica de decir que tenemos un instinto muy fino y que somos mucho más intuitivas que los hombres. Una vez dicho y hecho todo, ¿qué te dice tu estómago acerca del hospital? ¿Qué piensas del médico, de la comadrona o del centro asistencial?

Sea cual sea tu elección, asegúrate de que todo encaja con el contexto. No pretendas tener un parto casero en el hospital ni actúes como si pudieses tener en tu casa la tecnología presente en los hospitales. Si has elegido el hospital, será por algo. Lo importante es que seas flexible. Infórmate sobre distintas opciones e imagina el parto que quieres, pero deja que tu mente vaya más allá y valora todas las posibilidades.

Recuerda que cada bebé nace exactamente cómo debe hacerlo. Nacemos para crecer y eso sólo es posible a través de la experiencia. Una vez iniciado, el parto es un proceso que excede los planes individuales. En ocasiones, el alma que está por encarnar requiere de determinadas circunstancias en su llegada o tal vez sean la madre o el padre los que las requieran. Nosotros lo vemos como una complicación, pero, en realidad, es uno más de los hilos con los que la vida teje su hermoso tapiz.

MEDITACIÓN PARA LA TOMA DE DECISIONES

Esta meditación potenciará tu sabiduría interior.

- Siéntate en postura fácil, con los ojos cerrados y orientados hacia el punto del tercer ojo.
- Lleva las manos al centro del pecho en postura de plegaria y desliza la mano izquierda de manera que la palma quede un poco más alta que la de la mano derecha. La mano derecha toca la izquierda un poco por debajo de la muñeca.
- Al inhalar, piensa en "Sat" y al exhalar, en "Nam".
- Respira tan honda y lentamente como puedas durante tres minutos.

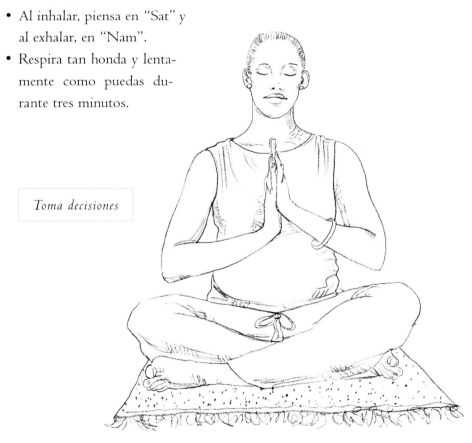

Toma decisiones

EL SEGUNDO TRIMESTRE

*Creo que eres
un milagro
por el simple hecho
de ser mujer.*

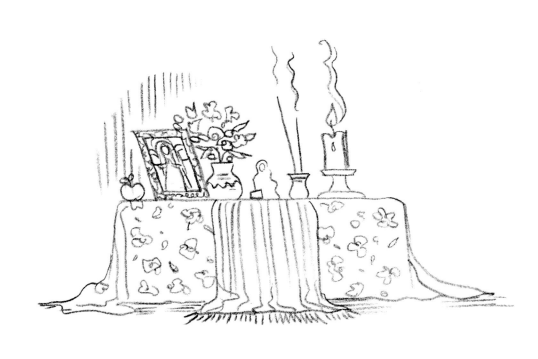

LA VENIDA
DE UN ALMA

En la antiquísima tradición que sigo, tenemos una celebración especial que corresponde con el momento en el que el alma llega al cuerpo de la embarazada, en el día 120 de la concepción, que corresponde al cuarto mes, es decir, un mes después de haber iniciado el segundo trimestre. Antes de terminar el primer trimestre, el feto que habrá de contener al alma aún no tiene suficiente fuerza, de ahí que sea la época en la que se dan la mayoría de los abortos. Antes de esa fecha, al alma que va a encarnar no le influye el mundo, existe tan sólo en forma de luz.

Con la entrada del alma en el cuerpo, empieza a formarse la mente subconsciente del bebé y éste recibe multitud de mensajes que absorbe como una esponja. Por lo general, en ese momento, los mareos matutinos habrán desaparecido y la mujer se sentirá más cómoda con la situación. El agua vuelve a su curso.

En nuestra tradición, el padre del alma que está por nacer prepara la fiesta con amigos y familiares de la madre de tal manera que la embarazada pueda descansar. Preparan una comida deliciosa y decoran la casa con flores y velas. En la celebración se reúnen miembros de toda la comunidad que traen un regalo para la madre. Se canta, se recitan poemas o se leen textos sagrados, lo que sea del agrado de la embarazada... ¡y se come mucho! Todos los asistentes rezan por la salud física, mental y espiritual de la madre para que se sienta bien y pueda transmitir esas cualidades al nuevo ser.

Se trata de una celebración preciosa y animo a todos a que la imiten en el contexto que mejor se adecue a tu vida y tus creencias. Fabienne, una de mis alumnas, lo hizo. A continuación encontrarás el relato de su experiencia en sus propias palabras:

"Los primeros tres meses de embarazo los pasé entre médicos. No paraban de hacerme pruebas. Estaba sumida en una marea de tecnología aplicada al parto. Decidimos organizar una fiesta para celebrar el día 120. Para mí, aquel día iba a marcar el inicio de una nueva etapa en la que podría, al fin, entregarme a la experiencia y disfrutarla sin más. Suponía abandonar el enfoque médico y celebrar la creación.

»Me sentí de maravilla. Me puse una hermosa túnica naranja tibetana, servimos comida y adornamos toda la casa con flores. Me senté en un trono... —bueno, era un sofá otomano— rodeada de cojines e incienso. Un amigo tocó el armonio, que es un instrumento de teclado indio, y cantamos. Noté cómo mi centro de atención cambiaba de pensar en lo que podía ir mal a valorar y sentir la fuerza de la creación.

»Invitamos a muy pocas personas. Nos rodeamos sólo de aquellos amigos y familiares que podían aceptar lo que hacíamos sin juzgar el proceso. No queríamos tener que ir con pies de plomo, ni sentirnos incómodos, ni queríamos que nadie lo pasase mal.

»Les pedimos a los invitados que no trajesen regalos —aunque no hicieron caso— sino buenas intenciones para con el bebé. Comimos, reímos y charlamos. Después, meditamos juntos en el Adi Shakti, un maravilloso mantra que alaba la energía femenina creadora del mundo, durante treinta y un minutos, que en términos yóguicos representa el número de la plenitud. Eso nos ayudó a centrarnos interiormente y a dar la bienvenida al alma recién llegada.

»Creo que fue una experiencia extraordinaria para mi marido. Por primera vez, sintió que podía participar de forma significativa en el proceso. Incluso escribió una canción para el bebé que tituló "Bienvenido a este mundo", que, desde entonces, canta cada día. El estribillo dice lo siguiente:

*Bienvenido a este mundo
Estés listo o no.
Bienvenido a este mundo
Ven a darnos todo lo que tienes.
Bienvenido a este mundo.
Antes de que te des cuenta,
Estarás cantando conmigo.
Bienvenido a este mundo.*

»¡Creo que nuestro hijo nacerá cantándola! La melodía es tan dulce e inocente que no creo que ninguno de los presentes pudiese reprimir unas lágrimas de emoción. Entiendo que la canción le ayudó a verme a mí, su esposa, como la madre de su hijo.

»Gurmukh nos llamó esa noche y habló con mi marido. Me "ordenó" que pasase el día siguiente descansando y le pidió que se encargase de que así fuera. Explicó que el bebé estaba recibiendo mucha energía y que todo cuanto yo precisaba hacer era sentarme y ver cómo se abría la rosa.

»Así que al día siguiente no fui a trabajar y pasé el rato remoloneando en la cama. Me di un baño y, por último, tomé una cena magnífica con mi marido. Fue la primera vez en la que me sentí auténticamente embarazada. Y también por primera vez, en lugar de centrarnos en lo que podía ir mal, lo hicimos en lo que había salido bien. No sólo con respecto al embarazo sino al conjunto de nuestras vidas. Y aún me dura el efecto."

CONECTAR CON EL BEBÉ

En este momento ya puedes conectar mentalmente con tu hijo. Disfruta de esta meditación con tu pareja o en grupo; abre el chakra del corazón que es el centro de la compasión.

- Siéntate en postura fácil.
- Junta las palmas y llévalas frente a tu nariz, con los brazos paralelos al suelo. El extremo de tus dedos corazón debe quedar a la altura de tus cejas.
- Cierra los ojos y dirige tu atención al tercer ojo.
- Respira profundo de manera uniforme. Empieza con tres minutos y ve aumentando progresivamente hasta llegar a los once.
- Para acabar, estira todo tu cuerpo ligera y suavemente durante dos minutos de la manera que te sea más cómoda.

Conectar con el bebé

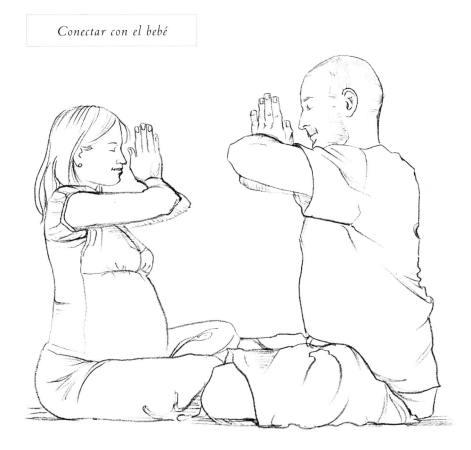

NUTRICIÓN

Cuando era niña, vivía en una casa con un patio trasero en el que había un viejo olmo muy grande. El tronco se dividía en dos ramas que iban en direcciones opuestas y parecían dos brazos elevados hacia el cielo. En primavera, cuando la nieve se derretía y los días se hacían más largos, anidaban petirrojos en la unión de ambas rama. Cuando los huevos se abrían y nacían los pajarillos, el olmo se convertía en el lugar desde el que éstos aprendían a volar, desde el que se aventuraban hacia el mundo.

El nido y la vida que albergaba dependían de que el olmo estuviese sano para dar cobijo y resguardar a los pájaros. Sus raíces chupaban el agua y los nutrientes de la tierra y sus ramas se alzaban hacia el sol, cuyos rayos absorbían sus verdes hojas.

El bienestar de la familia y de la sociedad depende de que las mujeres seamos capaces de estar sanas y mantenernos sanas, al igual que la vida de los pájaros dependía de la calidad de la vida del olmo. Así que no olvides nutrirte. El cuerpo de la mujer es distinto del cuerpo del hombre. En la mujer, la energía de la Tierra se mueve hacia arriba y hacia dentro. La energía femenina atrae, es una fuerza centrípeta. He oído que las mujeres navajo llevan largas y pesadas faldas para que su cuerpo esté más en contacto con la energía de la tierra. La falda forma un círculo que pone en contacto al cuerpo de la mujer con la Tierra. La fuerza centrípeta convierte a la mujer en el centro del hogar. Cuando una mujer eleva su vida, toda su familia sale ganando porque ella es quien designa el grado de conciencia y de claridad del hogar.

Una buena nutrición es uno de los pilares fundamentales de un embarazo sano. Tener un hijo requiere un esfuerzo extra del cuerpo, que se tiene que ocupar de muchas más cosas. Afortunadamente, en los países occidentales no es difícil nutrirse bien.

Empecemos por el principio:

- Procura reducir al máximo la comida basura, el azúcar blanco y la comida rápida. En nuestra cultura, rápido se ha convertido en sinónimo de bueno. Todo ha de llegar más rápido y pasar más rápido. Y eso se aplica también a la alimentación. ¿Quieres un plato de preparación rápida? ¡Cómete una manzana! A poder ser, de cultivo biológico. Puedes comer hasta el envoltorio, es decir, la piel. Ten en cuenta que es mucho mejor comer la fruta que tomarla en zumo.
- Da a tu cuerpo comida que contenga *prana*, energía vital. Es decir, consume alimentos frescos, vivos y orgánicos siempre que te sea posible. Bebe mucha agua, aunque luego tengas que ir corriendo al baño cada cinco minutos.
- Si te sudan las manos y los pies, piensa en qué estás comiendo. Con frecuencia, la culpable es la sal de mesa refinada. Aunque no abuses del salero, piensa: ¿Comes mucho fuera? ¿Preparas platos precocinados? Sal, sal, sal. Potencia el sabor y la usan más de lo que imaginamos en las salsas, bueno, en todo.
- Come pepino y sandía, que ayudan a evitar la retención de líquidos.
- Si vas a volar, recuerda que el aire de los aviones deshidrata mucho. Lleva contigo una bolsa de rodajas de pepino. Ponlos sobre los párpados cuando te eches la siesta, cuando duermas, por la noche, en casa, o cuando vayas en avión, para refrescar e hidratar los ojos. ¡Encajan a la perfección!

Los alimentos de cultivo biológico y los que no han sido manipulados genéticamente son los mejores tanto para ti como para tu bebé. La fruta fresca y la verdura contienen mucho *prana*, energía vital, y cuando los ingieres, recibes los beneficios de esa energía, que es lo que precisas para nutrir tu cuerpo y el del bebé. Llena tu nevera de comida fresca. Cuando abras la puerta de la nevera y veas los estantes repletos de colores, como si fuesen ramos de flores, te parecerá una auténtica bendición.

En la mayoría de los casos, es preferible comer más verdura que fruta. Si tienes un antojo excesivo de dulces puede deberse a una falta de proteínas. 60 gramos de proteínas al día es una dosis adecuada para una embarazada. Los polvos proteicos pueden añadir hasta 25 gramos y se pueden tomar mezclados con fruta, en batido. Son deliciosos. Las judías mungo y el arroz son la forma más digerible y sabrosa de conseguir una dosis adecuada de proteínas. Puedes comerlas juntas cada día. Te sentirás fuerte y sana. Aquí tienes la receta:

COMIDA A BASE DE JUDÍAS MUNGO Y ARROZ

4 litros de agua.
1 taza de judías mungo.
2 tazas de arroz basmati.
½ taza de raíz de jengibre cortada.
1 o 2 cebollas troceadas.
½ cabeza de ajos troceada.
De 2 a 8 tazas de verduras.
2 cucharadas de *ghee* (mantequilla desgrasada) o de aceite.
½ cucharadita de chile rojo molido.
2 cucharaditas de cúrcuma.
1 cucharada de cilantro molido.
½ cucharadita de pimienta negra.
2 cucharaditas de curry en polvo.
½ cucharadita de comino en polvo.
2 cucharaditas de sal.

Pon el agua a hervir en una olla para 5 o 7 litros. Lava las judías y escúrrelas bien. Añádelas al agua y déjalas hervir hasta que se empiecen a abrir, es decir, durante unos treinta minutos. Mientras tanto, ve preparando el resto de ingredientes. Lava el arroz como has hecho con las judías. Pela y trocea el jengibre, las cebollas y el ajo. Añade el arroz a las judías. Corta el resto de ingredientes y ve añadiéndolos siguiendo el orden de la lista. Calienta el aceite o la mantequilla en una sartén pequeña, a fuego medio. Añade las especias y deja que se doren durante 30 segundos, dando vueltas a la mezcla. Échalo todo sobre las judías. Cuando el arroz empiece a abrirse, baja la intensidad del fuego y remueve de vez en cuando. Sigue dejando que se cueza, sin tapa, hasta que todos los ingredientes estén hechos y queden algo blandos. Añade la sal. El plato tarda en cocinarse una hora y media en total y hay que remover la mezcla de vez en cuando. Puedes prepararlo por la noche para comerlo al día siguiente.

Si no comes carne roja o eres vegetariana, no cambies de hábitos ahora, por estar embarazada. Es un momento en que muchas mujeres vuelven a comer un bistec después de años de no hacerlo porque creen que es la única manera de conseguir las proteínas que requieren. Ten en cuenta que existen productos como las hamburguesas vegetales, los polvos proteicos, el arroz con judías, las almendras y nueces y el brócoli que aportan proteínas ¡mucho más fáciles de digerir que las de la carne!

Poco a poco, la ciencia va confirmando lo que los yoguis sabían desde hace siglos: que la duración de la vida viene determinada, en gran medida, por lo que ocurre en el vientre de nuestra madre. Los problemas dentales y el cáncer de próstata son dos de los problemas que se asocian directamente con la vida en el útero materno. Los chinos han creído durante siglos que el seno materno determina no sólo la salud, sino también el carácter. Saben que determinadas hierbas y alimentos influyen en el estado emocional y en el bienestar de la embarazada. Se dice que los tónicos "chin" abren el chakra del corazón de manera que la persona se rige por el amor, la dulzura, la amabilidad y la compasión. El champiñón *reishi* es uno de los principales tónicos chin que se da a las mujeres embarazadas. El *reishi* fortalece el sistema inmunológico para proteger a la madre de cualquier enfermedad, pero se cree asimismo que los hijos de madres que han tomado *reishi*, los llamados "niños *reishi*", son más tranquilos y sanos y que tienen un carisma especial.

A algunas embarazadas les preocupa no ganar demasiado peso durante el embarazo. Si comes alimentos frescos, siempre que puedas biológicos, y muchas ensaladas, en lugar de la comida preparada que encontrarás en la mayoría de las tiendas de alimentación, no ganarás más peso del necesario. Cuando elijas, piensa en la vida de tu hijo. Si crees que estás aumentando demasiado de peso, prueba a hacer una comida completa al mediodía y a cenar sólo fruta y verdura. Así comemos en mi familia, y nos ha dado resultados desde hace años. Fíjate qué porcentaje de tu dieta incluye pan y productos lácteos como queso o mantequilla, y redúcelos, sobre todo si padeces estreñimiento, hemorroides o acidez de estómago. Los derivados de la soja pueden ser un buen sustituto de los lácteos.

Esto me recuerda a Lila, una alumna que a los dos minutos de empezar el ejercicio, ya estaba exhausta. Le pregunté qué le ocurría.

—¡Oh! —me contestó—. Llevo dos días comiendo sólo nubes de golosina. Ése es el problema —y se echó a llorar—. Todo el mundo dice que debes cumplir tus antojos durante el embarazo. Yo tengo antojo de nubes de golosina.

Puede que hace cuarenta años no importase mucho lo que comiésemos, porque no había tantos alimentos basura en el mercado ni tanto producto tratado químicamente. El ritmo de la vida familiar era muy distinto del actual, dominado por los teléfonos móviles, Internet, los faxes y los buscas. Cuando veo todos los tentempiés industriales que las madres dan hoy en día a sus hijos, no me sorprende que a algunos les diagnostiquen síndrome de déficit de atención. La ecuación es la siguiente: niños + azúcares + ordenadores = locura. Es muy importante tomar conciencia de lo que ingieres, porque tu bebé se alimenta de lo que comes. Los dolores de oído, las infecciones bronquiales y el asma son indicadores de un sistema inmunológico debilitado. Adoptar buenos hábitos mientras llevas al bebé en tu seno te ayudará a mantenerlos el resto de tu vida y ¡de la de tu hijo! Los niños suelen comer después de nacer lo mismo que la madre elegía durante el periodo de embarazo y lactancia.

Por si no lo sabes, te diré que vivir con niños es como tener espías en casa.

¡Toman nota de todo lo que haces! Y te garantizo que lo copiarán. Aprovecha esta ocasión para cambiar la forma en que os alimentaréis tú y tu familia de ahora en adelante.

Tenemos una alumna muy hermosa, que trabaja como partera, que vino a nuestra clase para mujeres de los viernes después de haber tenido ya dos hijos. Al terminar la clase, se me acercó y me comentó que había decidido volverse vegetariana y que su familia había decidido sumarse a la propuesta. De eso hace ahora un año y su familia está espléndida. Ella está radiante y, según me cuenta, en su casa, todos están más tranquilos y sanos que nunca. Ha vuelto a venir a clases, pero ¡de yoga para embarazadas! "Me alegra poder llevar adelante este embarazo como vegetariana", me comentó en su día. Decidió tener a su hijo en casa. Su compañero, que es obstetra, estuvo con ella durante el parto y no fueron para nada al hospital. Todo fue muy rápido.

Averigua qué contienen los alimentos que ingieres. Por ejemplo, nos hemos acostumbrado a considerar la leche como una alimento completo, pero en los productos lácteos actuales hay muchos otros ingredientes como, por ejemplo, las hormonas, antibióticos y esteroides que les administran a las vacas. Todo lo que te puedas imaginar. Así que, si quieres beber leche, que sea orgánica. Si no eres una madre consciente, te encontrarás con sorpresas desagradables. Debes responsabilizarte del asunto lo antes posible. La buena noticia es que cuando la madre empieza a comer mejor, el padre la sigue y, después, lo hace el resto de la familia. En mis clases de preparación al parto para parejas les explicaba recientemente a los padres que deberían replantearse seriamente la posibilidad de no llevar a sus hijos a comer *Happy Meals* en hamburgueserías. Piénsalo bien: McDonald's anima a las familias a comer productos cargados de esteroides, hormonas y conservantes y, luego, funda un hogar para niños con cáncer. ¿Qué no encaja en todo esto?

Hace treinta y cinco años que soy vegetariana, que no como ni carne, ni pescado ni huevos. Me hice vegana a los cincuenta y cuatro años, lo que implica que ahora tampoco como productos lácteos. Es posible que te preguntes de dónde saco las proteínas necesarias. El brécol es una de las mejores fuentes, porque sus proteínas son mucho más fáciles de digerir que las de la carne. En la tradición que sigo no se come nada que corra, nade o vuele. Como acostumbra a decir mi hija: "¿Cómo puede nadie comer algo que tiene ojos y madre como nosotros?". Nuestras creencias han dado como resultado tres generaciones de niños vegetarianos hasta la fecha y estoy convencida de que son los niños más felices y sanos del mundo.

Comprometerte con tu hijo te mantendrá sana, feliz y sana. ¿No sería estupendo mejorar la salud no sólo durante el embarazo, sino durante toda la vida? ¿Ves la bendición que supone tener un hijo? ¡Te brinda una oportunidad para introducir grandes cambios en tu vida!

POSTURA DEL ÁRBOL
EJERCICIO PARA EL EQUILIBRIO, LA FUERZA Y LA CONCENTRACIÓN

Transfórmate en un árbol que se yergue con majestuosidad y fuerza.

- Ponte de pie, con el peso repartido entre ambos pies y la espalda recta, como si tirase de ti una cuerda invisible desde el cielo. Puedes empezar a practicar cerca de una pared, por si pierdes el equilibrio.
- Junta las manos en postura de plegaria, en el centro del pecho. Levanta un pie y colócalo a la altura del tobillo, de la rodilla o del muslo de la pierna contraria sin perder el equilibrio.
- Baja ligeramente la vista y concentra tu mirada en un punto que quede a unos diez centímetros de ti. Cuando puedas mantener el equilibrio, eleva los brazos hacia el cielo, dejándolos rectos y paralelos entre sí, con las palmas juntas.
- Mantén la postura durante dos minutos con cada pierna. La respiración es larga y profunda. Inhala y exhala desde el ombligo, que es donde se encuentra tu bebé.

Postura de árbol

CREE EN
LOS MILAGROS

Cree en los milagros. Mejor aún, cree que eres un milagro por el simple hecho de ser mujer. En la tradición yóguica, la mujer es tan grande que no existen palabras para describirla.

Vivimos rodeadas de maravillas, sólo necesitamos detenernos y prestar atención. A una de las mujeres que acuden a mis clases le dijeron que no podría llevar a término el embarazo porque tenía un quiste en el útero. Ella se negó a aceptar ese diagnóstico, que era una sentencia de muerte para su bebé. Empezó a hacer yoga y a caminar cada día, inició una cuarentena de meditación, oración y visualización con el fin de disolver el quiste. Siguió una dieta vegana con una alto contenido en proteínas vegetales. En la siguiente ecografía, el médico no encontró rastro alguno del quiste. Llevó a término su embarazo y tuvo una hermosa hija.

A otra alumna le dijeron que no podría tener un parto vaginal por la estructura de su pelvis, pero dio a la luz a su hijo de forma convencional. Para ello, estuvo caminando por la montaña como si fuese una auténtica experta, colina arriba y colina abajo, y no faltó a ninguna de mis clases de yoga. Meditó, rezó y comió alimentos frescos e integrales. Cuando llegó el momento de dar a luz, el bebé estaba bien colocado y recorrió el canal del parto sin incidentes. No te prometo que si practicas yoga y aprendes a meditar estarás protegida contra cualquier riesgo en la vida, pero sí te digo lo que escribió Shakespeare en su día: "En el cielo y en la tierra, existen muchas más cosas de las que han soñado nuestros filósofos."

Una estrella del rock a la que di clases me explicó que una noche, cuando iba en autocar con su banda, hacia Canadá, pasaron junto a un accidente en la autopista. Ella era la única que iba despierta. Le ordenó al conductor: "¡Detenga el autocar!", salió y fue corriendo hacia donde estaba el coche, que había dado una vuelta de campana. Esa brillante roquera salvó la vida de tres personas levantando el coche bajo el que habían quedado atrapadas y que no les permitía moverse. Sin embargo, al día siguiente, la misma mujer no era capaz de levantar ni un guardabarros. Uno se pregunta qué o quién le dio fuerzas para levantar un coche. Todos disponemos de esa extraordinaria fuerza en nuestro interior. Es nuestra identidad infinita, ilimitada y todopoderosa que acude en momentos de emergencia y nos permite actuar antes de pensar "No puedo". La mente no tiene tiempo de analizar la experiencia y actuamos por impulso. Si se hubiese detenido a pensar en lo que estaba haciendo, se habría dicho que era imposible, que era demasiado difícil y no hubiese podido completar la proeza.

Todas nosotras tenemos la capacidad de ir directas a la fuente sin pensar. Si te quedas atrapada en un pensamiento, decidirás que algo es demasiado doloroso, que no podrás hacerlo, que estás cansada o cualquier otra excusa. No hace mucho, un hombre se desmayó en clase por la impresión que le provocaron mis palabras. Yo estaba describiendo el proceso de matanza de animales para obtener carne que se describe en el libro *Diet for a New America*. No suelo insistirle a la gente para que se haga vegetariana. Aun así, entiendo que hay ciertas cosas que conviene tener en cuenta a la hora de elegir lo que comemos. La descripción de la matanza resultaba tan gráfica que el hombre perdió el conocimiento. En cuanto le vi bambolearse, dejé mi lugar y fui hacia él para reanimarle. Si me hubiese detenido a pensar: "Yo no sé qué hacer, no soy médico", no habría podido ayudarle en absoluto. Tu reto es el siguiente: ser la persona que serías si no escuchases los pensamientos que te dicen lo que no eres.

En este país, recibimos una avalancha de información excesiva. Vamos al médico y éste comenta: "Vaya, el bebé parece muy grande" y, sin darnos cuenta, ya estamos angustiadas. O "Tu nivel de líquido amniótico es algo bajo": terror. "Tendrás problemas en el parto por el ancho de tu pelvis": terror. "Parece que el bebé viene de nalgas": terror. A veces, los problemas son reales. Pero en muchos casos, al final o no son tan graves como parecían o son temporales y pasan. Aunque la sociedad médica en la que vivimos se empeñe en mostrar el embarazo y el parto como un asunto técnico, en realidad no lo es. Lo maravilloso de esta experiencia es que no podemos ver a ese ser que llevamos dentro y está tan unido a nosotras. No hay una ventana ni una bolsa de la que asome, como ocurre con los canguros. Al no poder ver ni tocar, se abre la posibilidad de conectar más profundamente, en otro nivel. Estamos muy acostumbradas a vernos en espejos pero una mujer no puede saber lo que lleva dentro si sigue mirando fuera. Se da a luz desde dentro. El yoga y la meditación pueden ser la cadena dorada que te una a tu hijo en este profundo milagro al que llamamos creación.

MEDITACIÓN PARA SER FELIZ

Esta *kriya* tiene por nombre: "El Buda sonriente". Según cuentan, un brahmán encontró a Siddharta casi muerto de hambre, en un estado de profunda desdicha; llevaba cuarenta días de ayuno y no podía caminar. El brahmán le cuidó hasta que estuvo recuperado y cuando Siddharta volvió a sonreír de nuevo, el brahmán le enseñó esta kriya. Más adelante, Siddharta se convirtió en el Buda que se iluminó bajo el árbol.

- Siéntate en postura fácil. Dobla los dedos anular y meñique y sujétalos con el pulgar de manera que sólo queden estirados los otros dos dedos.
- Levanta los brazos de manera que los codos estén hacia atrás y los brazos formen un ángulo de treinta grados con respecto al torso. Los brazos están paralelos entre sí y las palmas miran hacia delante.
- Cierra los ojos y centra fuertemente tu atención en el tercer ojo.

- Canta mentalmente "Sa-Ta-Na-Ma." El sonido "Sa" se refiere al Infinito; "Ta" a la vida; "Na" significa decrecer y "Ma" remite a luz y regeneración.

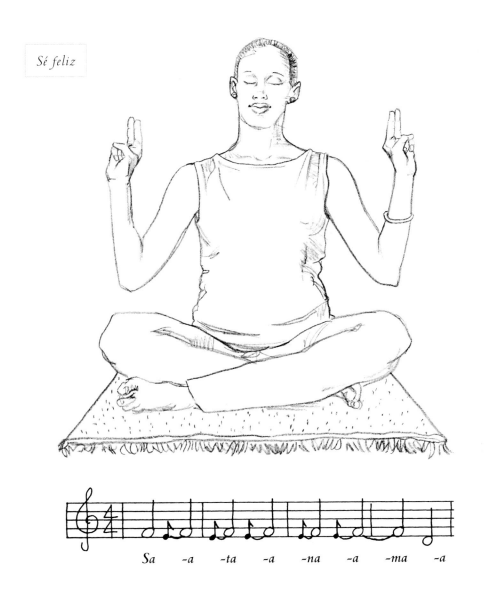

Sé feliz

CELEBRAR LA DICHA

*Lo que aprendemos
en el vientre,
no lo podemos aprender
en la Tierra.*

YOGUI BHAJAN

Candace viene a clase embarazada de ocho meses, con un pequeño top rosa que deja al descubierto una barriga decorada con diseños hechos con Henna. Parece una supernova explotando en el espacio. En las muñecas, lleva unas pulseras de cuentas que tintinean cuando se mueve y, cuando ponemos música y bailamos, ella se contonea y ríe sin parar. ¡Ojalá todas nosotras pudiésemos dejarnos llevar y ser tan libres como ella! Candace es el éxtasis hecho persona.

¿Quién dice que el embarazo tiene que ser algo serio? El ritmo de tus pensamientos ha de ir acorde con el de tu vida. Procura vivir con más calma y más dicha. Bailar, saltar y reír son buenos para tu sistema linfático y el bebé necesita tanto de los saltos, los masajes y las caricias como tú, ya que todo ello estimula el desarrollo de su cerebro. Esto se aplica tanto cuando están en el vientre como cuando están fuera de él. A los bebés les encanta bailar, dentro o fuera de ti.

Ha llegado el momento de celebrar el embarazo. Ponte lo que quieras, algo que te esté bien y siéntete hermosa porque lo eres. A menudo nos ponemos prendas negras porque es un color sofisticado que, además, adelgaza o usamos ropa igual todos los días. Honra tu cuerpo y potencia tu salud aprovechando la energía de los colores. La tradición yóguica afirma que a cada uno de los ocho chakras o centros de energía le corresponde un color que, a su vez, sirve para potenciar la energía con la que está vinculado. A continuación, encontrarás un pequeño resumen teórico básico que te ayudará a dar los primeros pasos en esta dirección:

- El primer chakra es el llamado "chakra raíz". Se encuentra en la base de la columna y representa la energía vital, la sexualidad y la fuerza. Su color es el rojo.
- El segundo chakra está ligado a la ovulación y está situado en el útero, la sede en la que crece el bebé. Su color es el naranja.
- El tercer chakra corresponde con el plexo solar y representa las emociones. Su color es el amarillo.
- El cuarto chakra es el llamado "centro del corazón". Tiene el poder de curar y de otorgar prosperidad. Su color es el verde.
- El quinto chakra es el de la comunicación y del poder de hablar con la verdad. Corresponde a la garganta y su color es el azul.
- El sexto chakra está en el tercer ojo y representa el poder del conocimiento interior y de la intuición, es decir, de nuestra mente meditativa. Su color es el índigo (añil).
- El séptimo chakra se encuentra en la coronilla y representa la espiritualidad, la conciencia de Dios en nuestro interior. Su color es el violeta.
- El octavo chakra es nuestro escudo protector, el campo magnético que emite todo ser vivo. Su color es el blanco y representa la unión de todos los colores del espectro.

¿Qué color te apetece vestir? ¿Hoy te llama la atención el verde? ¿El violeta? Tal vez incluso el naranja, aunque nunca creíste que pudieses vestir de ese color. Tal vez sea la forma en que tu hijo trata de decirte algo… Confía en ti, y ¡póntelo!

Suelo leer en clase el siguiente poema: "Destierra la lucha mundana de tu vocabulario. Hazlo todo de manera sagrada, como una celebración. Tú eres la persona que estabas esperando."

Uno de los aspectos importantes a la hora de conocer tu cuerpo es sentir tu sensualidad, tu capacidad de engendrar hijos y de criarlos hasta que puedan llegar a tus brazos. Cuanto más sientas la gloria y la magia de ser mujer, mejor te conocerás a ti misma. Si te apetece, puedes pararte en pleno centro comercial y hacer la postura del árbol. ¿Quién te lo impide? Cuanto más sientas en tu interior tu grandeza, menos presa serás del miedo.

Al vivir con alegría, le transmites eso mismo a tu hijo. Los niños aprenden los valores a través de lo que sienten, no precisamente de lo que se les dice.

Escoge bien tus palabras porque el bebé está atento a todas las vibraciones que emites. Es preferible no leer novelas, revistas o libros de miedo o de cualquier otra cosa que pueda considerarse "comida basura" para la mente. Pregúntate: ¿Le leería yo esto a mi hijo? Si tienes algo escrito que nunca has compartido con nadie, aprovecha para leérselo a tu bebé. Coge libros de otra época. Lee poesía, autores clásicos o libros de espiritualidad que eleven tu espíritu. Relee a tus autores favoritos y léelos en voz alta. Así, cuando más adelante tengas que leer cuentos a la hora de dormir, ya tendrás práctica. ¡Además, te aprenderás algunos de memoria! Y lo que es mejor, a tus hijos les resultarán familiares.

Selecciona con esmero los programas de televisión que veas y las películas de cine; a poder ser mira sólo lo que sea divertido, romántico o feliz. ¡Evita la violencia! La gente cree que bromeo cuando digo que tengas a mano una almohada cuando vayas al cine para que a tu bebé no le moleste el sonido, sobre todo durante los avances, momento en el que suelen ponerlo todo demasiado alto. El sonido atraviesa la barriga y llega al bebé. Si crees que exagero la importancia de esto, hecha un vistazo al libro *The Message from Water* (El mensaje del agua) de Masauro Emoto. Emoto fotografió la reacción de cristales de agua ante distintas músicas, rezos o conversaciones. Cuando se pronunciaban frases como "Te quiero" o sonaba una música agradable, se formaban hermosos cristales tipo copo de nieve, pero cuando sonaba música *heavy metal* o se proferían palabras duras, los cristales se dividían en feos fragmentos dentados. ¿Qué quiere decir esto si tenemos en cuenta que nuestro cuerpo es, en un 70 por ciento, agua? Piénsalo. Lo que hagas ahora, será en beneficio de tu bebé.

BAILA DE ALEGRÍA

Los estiramientos, las vueltas y los balanceos que experimentaste en el seno materno son el tipo de posturas y ejercicios que mantienen el cuerpo, ya adulto, sano y flexible. Así que no dudes en copiar a tu hijo. Además, te sentirás bien al hacerlo. ¡No dejes pasar un solo día sin bailar! Pon algo de música y baila, baila. Escoge la música que prefieras. Sé tu propio DJ. Procura que sea una música que anime, con un ritmo fuerte pero dulce, o tal vez étnico, primario, algo que transmita alegría. A mí, me encantan los Beatles. Sigue bailando durante once minutos como mínimo y contonea bien las caderas. ¡Que no quede quieto ni un ápice de tu cuerpo!

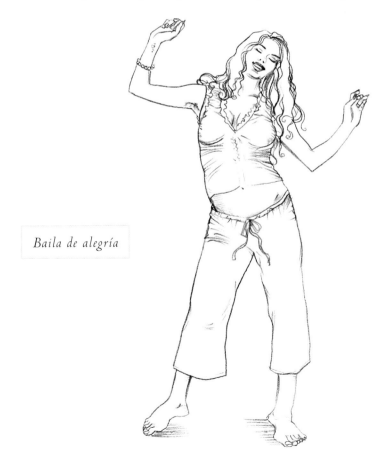

Baila de alegría

TU LABOR MÁS IMPORTANTE

*Qué hermoso es
no hacer nada
y descansar
después.*

PROVERBIO ESPAÑOL

Pregunté a mis alumnas cuántas de ellas se sentían:

Hermosas
Gordas
Felices
Cansadas
Sensuales
Enfermas
Atractivas
Llenas de energía

Cuando dije "Gordas", se levantaron muchas manos, porque el único punto de referencia, sobre todo en un primer embarazo, es que estamos ganando peso. Pero lo cierto es que no estás engordando, estás creciendo de la manera más adecuada que existe.

El primer trimestre supone un reto porque implica un ajuste de la personalidad. Antes eras sólo tú y ahora te has convertido en dos. El segundo trimestre es lo que yo llamo "el momento Popple". Cuando mi hija era pequeña, vendían una muñeca llamada Popple, que era una gran bola de peluche. Al tirar de una cinta de la parte trasera de la bola, aparecía un osito de peluche y la cinta se convertía en su gorro. Cuando el embarazo empieza a ser evidente, la transformación es tan rápida como la de la muñeca Popple: todo parece ocurrir de un día para otro en sentido literal. Un buen día, te despiertas, te miras al espejo y comprendes que, de ahí en adelante, todo el mundo sabrá que estás embarazada. El desafío que implica el último trimestre tiene que ver con el hecho de que el bebé ya ha crecido mucho y te cuesta aguantar las ganas de tenerle en tus brazos. En el segundo trimestre, la dificultad estriba en ver cómo tu cuerpo va creciendo y observarlo con respeto, entendiendo que es tu trabajo más importante.

Así es, en estos momentos, tu principal labor consiste en lograr que tu bebé crezca bien en un cuerpo sano. Eso es más importante que cualquier planteamiento profesional. No es que esté chapada a la antigua; no pretendo decir que tus aspiraciones profesionales no sean importantes. Lo que digo es que debes honrar tu maternidad y entender que es una labor central y necesaria para la sociedad. Puesto que has decidido tener un hijo, concédele ser el centro de atención durante los nueve meses de espera.

Un embarazo no dura eternamente. Sólo requiere nueve meses de tu vida. Bueno, sobre todo si se trata del primer hijo, porque cuando ya tienes más, tendrás que atender tanto a tus hijos como al que está en tu vientre. Aun así, debes buscar tiempo a diario para ocuparte tanto de ti como del bebé que llevas dentro.

Se dice que cumplir con el deber es honrar a Dios. En ese sentido, cuidar del embarazo es una experiencia espiritual y puedes vivirla como tal. Mientras esperaba a Wa, me sentaba y hacía una larga *sadhana*, la meditación de la mañana, en casa, antes de que saliese el sol. Lo convertí en una prioridad.

A veces parece que nos esforzamos por ver cuántas cosas somos capaces de hacer a pesar de estar embarazadas. Nos decimos: "Aunque esté embarazada, puedo seguir con mi vida normal. No me perderé nada. ¡Soy una supermujer!". Puede que esa actitud resulte del miedo a perder la igualdad social que tanto hemos luchado por construir, o incluso el pavor a perder todo lo que hemos avanzado en el plano profesional. Entiendo esos motivos, pero no permitas que desvirtúen el milagro de la maternidad que estás viviendo. Algunas mujeres temen que el embarazo conlleve una pérdida de intimidad con sus parejas, que él empiece a fijarse en otras mujeres. Pero si vivimos de acuerdo con nuestra verdadera naturaleza de mujer, nunca sentiremos ese miedo, porque una mujer que está en su centro nunca traicionaría a su hermana, aunque no la conociese personalmente. Debemos volver a entrar en contacto con nuestra esencia para sanar el mundo y crear una nueva humanidad. Aprende a *ser más* en lugar de hacer más.

Al margen del trabajo que realices, lo ideal es que puedas hacer una pausa meses antes de tener al bebé para que puedas centrar tu atención en tu hijo. Esto no siempre es posible. Pero seguro que puedes bajar el ritmo, trabajar menos horas y hacer siestas o tumbarte con los pies en alto. Te sorprenderá comprobar hasta qué punto, la llegada de tu hijo altera tu sistema de valores. La visión de una madre es más potente y tiene más alcance que la de esa misma mujer antes de tener a su hijo. Nunca te arrepentirás de los momentos que te otorgues estando embarazada. Una alumna mía, Julie, que vino a mis clases de yoga para embarazadas hace catorce años, cuando estaba esperando a su primer hijo, comentó: "Al bajar el ritmo pude darme el lujo de conectar. Tuve tiempo y ocasión para sintonizar con mi hijo. Cuando estás embarazada, debes encontrar una forma de reforzarte y de nutrirte. Debes incrementar tu fuerza, tanto física como emocional, pero también debes llevarte entre algodones."

MEDITACIÓN PARA ACEPTARTE COMO ERES

- Siéntate en postura fácil y deja la mano derecha sobre la rodilla derecha, abierta y relajada, con la palma hacia arriba.
- Coloca la mano izquierda frente al centro del corazón, a unos quince centímetros de tu pecho.

- Canta en voz alta "Yo soy" (*I Am*) moviendo la mano hacia el pecho hasta que quede a unos diez centímetros del corazón.
- Al decir "Yo soy" por segunda vez, aleja la mano a unos treinta centímetros del cuerpo. Inhala y vuelve a colocar la mano en la posición inicial. Con cada movimiento de la mano, estarás expandiendo tu ser más allá de los límites de tu cuerpo.
- Repite el ciclo durante once minutos. Puedes empezar a practicar sólo con cinco minutos, si lo prefieres.
- Al hacer el ejercicio, imagina que cuando la mano queda cerca del corazón representa tu pequeño yo. Cuando la mano está más alejada, representa tu ser ilimitado, grande y siempre en expansión. En esta meditación, el ser pequeño, finito y limitado se funde con el grande e infinito una y otra vez. Así, podrás sentir lo grande, fuerte y vasta que eres en realidad.

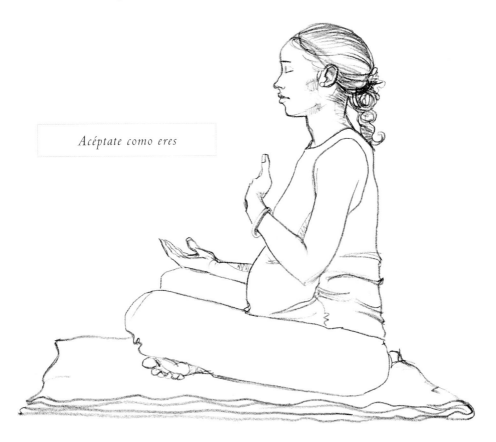

Acéptate como eres

SENTADILLAS*
PARA GANAR
FUERZAS

En la época victoriana, se consideraba que la única forma en la que una dama podía dar a luz era acostada boca arriba. Pero las mujeres han parido agachadas desde el principio de los tiempos. Como han documentado los antropólogos, en la mayoría de las tribus, las mujeres dan a luz arrodilladas o en cuclillas o sentadas en un banco especial. Y no creo que sea por casualidad que sus partos duren mucho menos que los nuestros. Según escribe la investigadora Judith Goldsmith en *Childbirth Wisdom from the Wolrd's Oldest Societies*, un parto de cuclillas puede durar apenas unos minutos.

En realidad, no importa si puedes o no dar a luz agachada. Lo esencial es que realices el movimiento a lo largo del embarazo para adquirir fuerza en la zona pélvica. Entre las muchas ventajas de esta postura podemos destacar lo siguiente:

- Reduce la presión sobre las venas cava y aorta y mejora la circulación de la sangre por el centro del cuerpo.

---

* Sentarse en cuclillas.

- Actúa sobre la región pélvica facilitando una apertura un 25 por ciento mayor.
- Reduce la tensión muscular y presiona la pelvis con un ángulo de inclinación que favorece el descenso del bebé. La gravedad trabaja a tu favor, no en tu contra.
- En esta postura, el bebé recibe una cantidad óptima de oxígeno a lo largo de todo el proceso y el perineo se relaja, reduciendo el riesgo de desgarros.

Cabe la posibilidad de que tu cuerpo no te induzca a agacharte durante el parto pero, aun así, realizar el ejercicio durante el embarazo te reportará grandes beneficios. Los únicos casos en los que se desaconseja agacharse es cuando se ha prescrito reposo absoluto a la madre o el bebé está de nalgas en las últimas seis semanas de embarazo. Al agacharte, le indicas al bebé que está en la postura adecuada pero si realiza este ejercicio cuando tu hijo está de nalgas, éste recibe un mensaje equivocado y le costará más cambiar a la postura correcta antes del parto. Agacharte no sólo refuerza y reduce la rigidez de las piernas sino que, además, estira y tonifica los músculos de la espalda y de las caderas. Cuando te agachas, disminuyes la presión de los discos vertebrales, con lo que alivias el dolor de espalda y facilitas el tránsito intestinal. Recomiendo a todas las embarazadas que realicen una serie de quince sentadillas (en cuclillas) diarias para alinear la pelvis, fortalecer las piernas y mejorar el tono de los músculos que intervendrán en el parto. En otras palabras, agacharse ayuda a estar más sana y más fuerte.

No te sorprendas si, al principio, te cuesta. Los occidentales hemos perdido la práctica en adoptar esta postura tan natural porque nos sentamos siempre en sillas, lo que nos obliga a mantener la espalda en una posición que la debilita y hace que pierda su energía innata. La curva de la base de la espalda se borra y el tener las rodillas formando un ángulo de noventa grados dificulta la circulación de las piernas. La salud de los occidentales mejoraría radicalmente si nos agachásemos más a menudo, ¡así que anima a tus familiares y amigos a practicar contigo!

Es un ejercicio duro, pero merece la pena. Tienes que adquirir fuerza y coraje para poder decirle al médico o a la comadrona durante el parto que sabes lo que quieres, que controlas tus movimientos y que te sientes fuerte.

Georgia, una alumna que acudía religiosamente tres días por semana a la clase de yoga durante su primer embarazo, se quejaba lastimosamente cada vez que hacíamos ejercicios o meditaciones demasiado largas. Sin embargo, un buen día cambió. "Mientras estaba quejándome por tener que hacer quince sentadillas en clase, me vino a la mente la imagen de mis hermanas africanas, solas, agachadas entre los matorrales en una fría mañana, pariendo a sus hijos sin ayuda, para nada más terminar retomar el trabajo en el campo, con su bebé en brazos. ¿De qué me quejaba yo? Desde entonces, no sólo hago los ejercicios, sino que los veo como un motivo de orgullo y de comunión con la historia de mi género. Sé que llevo la fuerza en los genes."

EJERCICIOS PARA ADQUIRIR FUERZA Y RESISTENCIA

El yoga nos permite adquirir resistencia para el momento del parto. Debes cruzar la línea de la incomodidad e ir un poco más allá. Si tienes que parar, hazlo. No te fuerces. Pero aprende a notar la diferencia entre el sobreesfuerzo y el estirar con acierto cada vez más. Y vuelve a empezar. Persevera. No rehuyas el esfuerzo, usa la respiración para darte fuerza. Así, cuando lleguen las contracciones, no tendrás ganas de salir corriendo, sabrás bien cómo actuar.

Haz una serie de quince sentadillas. Asegúrate de realizar el movimiento de forma correcta, apoyando toda la planta del pie en el suelo.

- Coloca los pies paralelos, separados a una distancia igual al ancho de tu cadera, y junta las manos en postura de plegaria en el centro del pecho. Cierra un poco los ojos, pero manténlos un poco abiertos para no perder el equilibrio.
- Si no puedes pegar los talones al suelo cuando te agaches, dobla una manta y colócala debajo.
- Una vez bien agachada, inclínate hacia delante, apoya las manos en el suelo y lentamente levanta las nalgas. Luego, ve alzándote vértebra a vértebra. La cabeza es lo último en subir.

- Sube los brazos, junta las manos en postura de plegaria y bájalas al centro del pecho.
- Vuelve a empezar. Lleva las nalgas lo más cerca del suelo que puedas con los pies totalmente apoyados.
- Sírvete de las manos para impulsarte hacia arriba, no uses sólo la fuerza de las piernas porque ejercerías demasiada presión sobre el útero.
- Cuando levantes los brazos, inhala en "Sat" y cuando bajes las manos al suelo, exhala en "Nam".

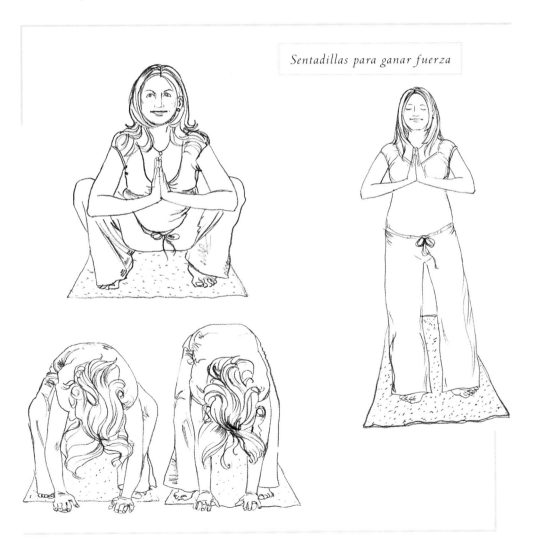

Sentadillas para ganar fuerza

EL
PODER
DEL TACTO

De muchas personas, tengo recuerdos relacionados con el tacto. ¿A ti no te ocurre? Mi madre, mi padre e incluso el clérigo de la iglesia a la que acudía de pequeña. De ese hermoso hombre, lo que mejor recuerdo era la dulzura con la que tomaba mis dos manos y las apretaba entre las suyas, que eran grandes y suaves. Han pasado cincuenta y tres años y todavía guardo un vivo recuerdo de la calidez de sus manos y de su alma.

Es el poder del tacto. Piensa en todos los sentimientos e ideas que se pueden transmitir en un instante a través de la piel. La piel es el órgano más grande del cuerpo, pero no pensamos demasiado en ella. Lo que absorben nuestros poros, llega a todo el cuerpo. Y, aunque algunas personas son reticentes a comer o beber productos procesados con un exceso de químicos, pocas personas dudan en aplicarse en la piel cremas y lociones poco o nada naturales.

Durante el embarazo, debes prestar tanta atención al cuidado y nutrición de tu piel como la prestas a tu dieta. De hecho, la alimentación es un factor decisivo en el cuidado de la piel.

- La medicina china recomienda no tomar demasiados dulces, que son alimentos "yin", para reducir el riesgo de varices.
- Las infusiones de hoja de frambuesa, que se pueden adquirir en la mayoría de herboristerías, a veces etiquetadas como productos especiales para embarazadas, tonifican el útero. Prepara una buena cantidad de infusión, guárdala en la nevera y bébela a lo largo del día. Aprovecha que sabe bien para beber una buena cantidad. Si vas a estar fuera, lleva la infusión contigo, en una botella o en un termo. No existe el riesgo de que te excedas. Además, si procuras que tanto lo que comes como lo que aplicas sobre tu piel sea lo más natural posible, notarás efectos estupendos: ¡tendrás una piel más suave, más luminosa y más flexible!

El aceite de almendras puro es uno de los mejores hidratantes que existen. Cómpralo en tiendas de productos biológicos. Puedes añadirle aceites aromáticos o echarlo sin más. Guárdalo en el baño y úsalo antes de ducharte o de bañarte. Para las zonas con mayor riesgo de estrías como la barriga, las caderas y los muslos, utiliza aceite de endrino o manteca de Karité africana.

Procura que el cuidado de la piel sea algo sencillo. Piensa en la posibilidad de no aplicar desodorante en las axilas. Tapan los poros e impiden que tu cuerpo elimine toxinas. El sudor es como la risa, sirve para soltar el cuerpo y mantenerlo en buen estado. Puedes sustituir el desodorante químico por unas gotas de aceite esencial de lavanda, que es un conocido agente antibacteriano que relaja y proporciona bienestar a todo el cuerpo, además de que huele de maravilla. O, en su defecto, aplícate un desodorante natural que no contenga aluminio ni lauril sulfato. Compruébalo leyendo los ingredientes que figuran en la etiqueta. Convierte esto en una norma de salud para toda tu familia.

Al margen de con qué producto decidas cuidar tu piel, lo más importante es que aproveches el milagroso poder del tacto para ayudarte a encajar los cambios que habrá de experimentar tu cuerpo antes y después de tener el bebé. Masajea tu barriga. Será como mantener una conversación con tu hijo porque las manos tienen un lenguaje propio. Al tocarle le estarás diciendo: "¿Cómo estás? Te queremos." o tal vez: "Ven, deja que te toque y te abrace."

Tu barriga desaparecerá enseguida, pero la comunicación que establezcas con tu hijo puede durar toda la vida.

TRATAMIENTO PARA UNA PIEL LUMINOSA

En Rusia, las embarazadas emplean el agua fría para estimular el crecimiento del bebé y para liberar miedos. En invierno, esas mujeres, nacidas y criadas en un ambiente helado, rompen el hielo y se sumergen en agua fría, nadan ataviadas con un pequeño bikini y, luego, vuelven a salir, sonrientes, a la nieve… ¡Afortunadamente, no tienes que llegar a ese extremo para probar los beneficios del agua fría!

Masajea tu cuerpo con aceite de almendras. Aplícatelo de pies a cabeza. Sobre la barriga, utiliza mejor aceite de endrino. Luego, date una ducha de agua fría. Sí, ¡he dicho fría! Puede que al principio te cueste un poco, pero, créeme, llegará a encantarte y, de hecho, no sentirás frío después. El agua fría abre los capilares y hace que la sangre acuda hacia la periferia, equilibrando la temperatura de la piel y protegiéndola del súbito impacto que produce el frío. Masajea la barriga bajo el chorro de agua fría hasta que sientas calor. Eso proporciona más sangre a la zona, lo que según los sabios yóguicos hará que tu hijo sea más fuerte y valiente. Sal, envuélvete en una toalla grande y cálida, y frótate el cuerpo hasta que esté perfectamente seco. *¡Voilà!* Tu piel estará suave y luminosa, tu cabeza clara y tu bebé feliz.

Si nunca lo has hecho, puedes empezar bajo un chorro de agua caliente e ir pasando progresivamente al agua fría. Dependerá mucho de dónde vivas y de la estación del año. El mejor momento para darse una ducha fría es la mañana, al despertarse. Los baños calientes, con aromas, son ideales para la noche. Puedes echar unas gotas de aceite esencial en la bañera en lugar de los geles para hacer burbujas, que resecan la piel. Utiliza siempre jabón natural en lugar de productos químicos que alteren el manto lipidico de tu piel y limita el uso del jabón a las axilas y tus partes íntimas para no estropearte la piel.

Usa guantes de crin o esponjas de lufa para arrancar las células muertas y exfoliar la piel. ¡Conseguirás una piel nueva y suave! Y no olvides aplicarte unas rodajas de pepino sobre los ojos cuando te sumerjas en el baño. Enciende unas velas y pon una música agradable. El bebé está rodeado de agua, tú también… ¡es perfecto!

CREAR UN ENTORNO SALUDABLE

Es difícil comprender hasta qué punto nuestra sociedad ha vivido ajena al problema de la contaminación medioambiental durante tanto tiempo. Recuerdo que de niña, en los años cuarenta, los camiones que fumigaban con el letal DDT venían al barrio y rociaban el producto para matar a los mosquitos. Los niños del vecindario seguíamos, literalmente, a los camiones, envueltos en una nube negra y densa. No olía bien, pero nos parecía muy divertido estar inmersos en aquella nube. Nuestros padres no veían la necesidad de prohibírnoslo. Ahora, con sólo pensarlo, siento un escalofrío.

En Occidente nos podemos dar el lujo de contar con distintas opciones para mejorar nuestro entorno. Empieza por ser más consciente en tu hogar, porque lo que entre en tu cuerpo llegará al del bebé. Los productos de limpieza orgánicos sirven igual pero son menos agresivos con el medio ambiente, con las manos, con la ropa de los niños y los suelos por los que éstos gatean, por citar sólo algunas cosas. Se pueden adquirir como sustitutos de los limpiadores industriales que estamos acostumbradas a comprar. Instalar filtros en las cañerías de agua evitará que ingieras los productos químicos que viajan por los conductos. Muchas de nosotras consumimos agua embotellada, pero no nos planteamos la cuestión cuando nos damos una ducha o nos metemos en la bañera. La verdad es que tu cuerpo absorbe más agua a través de la piel cuando te duchas que cuando bebes un vaso de agua. No temas llevar agua filtrada al hospital para bañar al recién nacido. Después del baño, usa toallas de fibras suaves y naturales; a la hora de pensar en la ropa, sobre todo la interior, evita las fibras sintéticas.

Crear una burbuja estéril en la que meter a tu hijo no es ni posible ni deseable. Lo que pretendo al darte esta información es que cuestiones muchas de las cosas que has dado por sentadas toda tu vida. Dispones de más opciones de las que crees en cada área de tu vida y de la de tu familia. La buena noticia es que para cada desafío hay una respuesta alternativa.

No necesitas esforzarte mucho ni hacer cambios radicales para conseguir un hogar saludable en el que se viva a gusto. Tampoco necesitas invertir grandes sumas, ni hacer nada muy distinto a lo que ya haces. Basta con que mantengas tu casa limpia, sencilla y ordenada, si no lo está ahora. El orden es importante por muchos motivos, pero uno de ellos es que, cuando llegue tu hijo, no tendrás tiempo para andar buscando las cosas. Adquiere la costumbre asiática de descalzarte al llegar a casa. Eso ayudará a mantener más limpia la casa y evitará que entren productos peligrosos, como plomo o pesticidas, que se suelen adherir a las suelas de los zapatos. Los colores, diseños y materiales suaves que tanto gustan a los bebés son agradables para toda la familia y llenan el hogar de energía positiva. Si no tienes flores, plantas y obras de arte en casa, coloca algunas para ayudarte a recordar el milagro de la creación que está ocurriendo en ti.

EJERCICIO PARA LA ENERGÍA Y LA CIRCULACIÓN

Para renovar el flujo energético en tu hogar, empieza por potenciar el cambio en tu propio cuerpo:

- Apóyate contra la pared con los brazos extendidos y las palmas planas sobre la superficie.
- Ponte de puntillas tensando los músculos de los tobillos, las pantorrillas, las rodillas, las caderas y las nalgas.
- Relaja la tensión y baja nuevamente los pies al suelo, hasta apoyarlos por completo. Repite el ejercicio de veintiséis a cincuenta y cuatro veces. ¡Te garantizo que te arderán las piernas a medida que aumente la circulación!

Energía y circulación

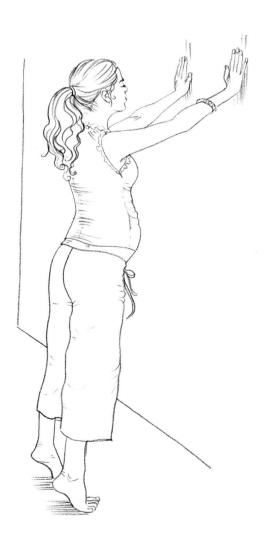

INTIMIDAD Y PAREJA

¿Qué ocurre con el sexo durante el embarazo? Sandra era una alumna mía que no lograba imaginarse haciendo el amor con la barriga grande. "Estoy enfadada con mi marido por insistir en que mantengamos relaciones sexuales", me explicó. "Siento que estoy tan llena que no me queda sitio para el sexo. Sólo quiero gritarle: pero no ves cómo estoy. ¡Ten un poco de respeto!". En cambio, otras mujeres se sienten muy sexys, como diosas de la fertilidad, y quieren, más que nunca, unirse con su pareja.

En todas las culturas, hay tantos puntos de vista sobre este asunto como personas hay en el mundo. En mi tradición, se desaconseja el mantener relaciones sexuales una vez que el alma ha entrado en el cuerpo, es decir, pasado el día ciento veinte, porque en ese momento se está formando la mente subconsciente del bebé y las vibraciones sexuales son demasiado intensas. Desde un punto de vista médico, no existe motivo alguno para no mantener relaciones en un embarazo normal, que transcurra sin complicaciones. La hormona del amor, la oxitocina, que se libera durante el orgasmo, es la misma que provoca el parto: ¡algo que conviene tener en cuenta al final del embarazo!

Lo más importante en estos momentos es ampliar el concepto "hacer el amor". De hecho, hacer el amor tiene mucho más que ver con crear una conexión, prestar atención, disfrutar del tacto y dar que con un simple coito. A menudo, antes del embarazo, usamos el coito como una forma de conseguir intimidad y amor. Sin embargo, ahora que hay una nueva persona en el juego —el bebé—, conviene bajar el ritmo y redefinir la forma en que ambos miembros de la pareja pueden expresar su cercanía y encontrar satisfacción.

Padres, si os encontráis algo abandonados, sugiero que hagáis más ejercicio físico: hacer excursiones, nadar, practicar yoga o caminar ocho kilómetros diarios con tu pareja. ¡Eso ayudará a calmar el ímpetu!

Conectar con la pareja es un elemento vital durante el embarazo. ¿Te has fijado que se ha creado toda una industria en torno al bebé? Hay revistas, juguetes, ropa, muebles… Ya me entiendes. Y los bebés son una auténtica dulzura, ¿quién puede resistirse a convertirlos en el centro de todo? Pero en medio de todo este proceso, es preciso no olvidar un concepto fundamental: *no estás creando un bebé, estás creando una unidad familiar*. Lo de menos es si se trata de una unidad familiar formada por un matrimonio, una pareja homosexual o una madre soltera que educa a su bebé en una comunidad de amigos. Lo importante es el amor que exista entre los miembros de la unidad familiar y que éste no pierda su carácter sagrado.

CONSIGUE UNA MAYOR INTIMIDAD CON TU PAREJA

La verdadera intimidad surge en un entorno de confianza y respeto. Esta noche, cuando te acuestes con tu pareja, quedaos mirándoos el uno al otro y decíos cinco cosas por las que podáis dar las gracias al otro. Puede tratarse de cosas grandes o nimias. No os interrumpáis. Escuchad desde el corazón. Puede ser una experiencia sorprendente; es lo que suele pasarme cuando realizo este ejercicio con mi marido. Acepta y escucha los regalos de gratitud del otro. Cuando el corazón dirige los pasos, todo lo demás le sigue.

¡Pon en práctica a diario estos consejos y verás lo que ocurre!

RECONSIDERA CÓMO DARÁS A LUZ

*Cambiar de idea
es una prerrogativa
de la mujer.*

La naturaleza humana es muy graciosa. Todos tendemos a actuar como si las cosas fuesen eternas e inamovibles, cuando lo cierto es que todo, incluida la tierra que pisamos, se mueve y se reorganiza constantemente. Tu parto no es una excepción a esa regla. Tenía una alumna que estaba en su semana 40 de gestación y que salía de cuentas al lunes siguiente. Vino a clase un jueves y nos anunció que había cambiado de médico porque el que tenía no le acababa de agradar. "Me siento mucho más segura con este nuevo médico", nos explicó. Siempre comento en clase que nunca es demasiado tarde para cambiar de médico y ella ¡se lo tomó al pie de la letra!

Occidente está superando una época de victimismo en la que decíamos sin parar: "No pude evitarlo", "No estaba en mi mano" o "Fue culpa del médico". Ese enfoque ya no nos sirve. Cada persona ha de responsabilizarse de lo que afecta a su vida. Ahora que ya has recopilado información sobre el parto, es hora de evaluar lo que has oído. ¿En quién confías? ¿En qué te basas para decidir? ¿Qué te han contado que no estás dispuesta a considerar? Piensa en tus amistades. ¿Quién podría asistirte durante el parto y quién no? Juzgar no sirve de nada. La gente hace lo que puede en función de su desarrollo emocional, espiritual e intelectual. Aceptar y honrar a los demás te aportará paz interior y te permitirá seguir adelante con tu vida. Debes decidir cómo vas a dar a luz y cómo vas a vivir.

Si ya habías tomado una decisión pero empiezas a sentir miedo, tal vez debas interpretarlo como una llamada a explorar otras opciones. En lo relativo al parto, hay todo un mundo por explorar. Si quieres tener el bebé en casa, tendrás que averiguar todo lo que debes hacer para que tu deseo se cumpla. Tendrás que buscar comadronas cualificadas y entrevistarlas. Piensa que, aunque los partos en casa sean tan antiguos como el mundo, en nuestra cultura apenas se están volviendo a poner de moda. Ve a las entrevistas con tu pareja para que comprenda que no es un simple antojo y que enfocas el tema con la debida responsabilidad. Dale una razón para confiar en tu decisión y no se sentirá obligado a hacer de abogado del diablo ni a poner en cuestión tu elección. Averigua qué es lo mejor para ti y para el bebé, así le inspirarás confianza. Dale motivos para que confíe.

Valora seriamente tu capacidad, tu nivel de comodidad, tus miedos y tus puntos fuertes. La inteligencia no es sólo cuestión de mente. ¿Hay algo dentro de ti que te dice que investigues las posibilidades de un parto en el agua? Pues busca información. ¿Te sientes cómoda con tu médico? ¿Te gusta de forma instintiva? Te aconsejo que pienses en sus manos y en lo que sientes cuando te toca. ¿Te resulta agradable? Ésas son las manos que traerán al mundo a tu bebé. No olvides mirar sus ojos. ¿Cómo te sientes? ¿Estáis en la misma línea de pensamiento? ¿Te animará a que participes en el parto? No te conformes con un médico o una comadrona con los que no te entiendas. Existen muchos obstetras maravillosos, con talento, inteligentes y amables, así como comadronas. Sigue buscando hasta que des con uno que te parezca ideal para ayudarte en el parto. *No tienes que dar explicaciones a nadie de cómo te sientes.*

Para elegir el entorno en el que quieres dar a luz a tu hijo te será de gran ayuda una buena clase de preparación al parto. A poder ser, busca una que no den en el hospital en el que vas a dar a luz. ¿Por qué? Para que descubras un punto de vista distinto. Habla con la persona que vaya a impartir el curso antes de apuntarte para ver si conectas con ella. Si tenéis un acuerdo para colaborar en la llegada de esta nueva alma, no tendrás que mirar atrás y decir: "¡Ojalá hubiese hecho esto o aquello!". Podrás soltarte y dejar que las cosas se den como deben.

Prepara el escenario en el que darás a luz con cuidado y con conciencia. Aprovecha tu próxima plegaria para pedir mantener la mente clara en todo el proceso y no perder de vista lo que ocurra. No me refiero a que trates de controlar tu parto. Yo tenía clara mi intención para el nacimiento de Wa, pero no sabía cómo llegaría a cumplirse. La tuve en casa, como había previsto, pero la experiencia fue mucho más grandiosa de lo que jamás imaginé.

Yo salía de cuentas el 2 de febrero, y no encontraba ni un centro ni una comadrona que me convenciesen. Había visto a varias y todas me intimidaban como aquel médico de mi primer parto, muchos años atrás. Todo el mundo me hablaba de una comadrona llamada Séller Girard, así que al final mi marido y yo le pedimos una cita. Y sí, era perfecta. Era cinturón negro de karate, comadrona laica y había sobrevivido a todas las tormentas políticas que habían atacado con furia la titulación de las comadronas y la legalidad de los partos en casa. Ella se había mantenido firme en tiempos difíciles porque creía en la bondad de los partos en casa y su tranquilidad era una garantía para mí. Sentí claramente que era la persona que andaba buscando para asistirme en el parto y mi marido estuvo de acuerdo.

Esperaba ansiosa cada reconocimiento prenatal. En lugar de dedicarme cinco minutos en un despacho, nos encontrábamos en su casa. Ella me revisaba a conciencia y me hacía muchas preguntas. También hablábamos de Dios y de la vida y, en ocasiones, nos quedábamos charlando hasta dos horas. A mi marido le encantaba acompañarme ¡y eso es una buena señal! Séller es una mujer muy amorosa que tiene una visión muy completa sobre las almas que están por venir.

Lo preparamos todo para el 2 de febrero, que era la fecha en la que salía de cuentas. Nos ocupamos del apartamento y de todo lo demás. En aquellos días, teníamos que hervir los paños que íbamos a usar para el parto. Ahora se pueden comprar *kits* con todo lo necesario, pero, en aquel momento, había que prepararlo todo personalmente.

Aquella mañana, mi marido y yo decidimos ir caminando hasta *Bodhi Tree*, una estupenda librería de metafísica muy famosa en Los Ángeles, que queda a unos 5 kilómetros de mi casa. Hacía un día estupendo para pasear. Lo estábamos pasando en grande. Fui a la sección de astrología para comprobar qué luna correspondería a mi hija, de nacer el día 3, porque no sentía que fuese a ponerme de parto. La luna rige las emociones. Al consultar el libro, descubrí que el día 3 la luna estaría en Aries, que es un signo de fuego. Recuerdo con claridad que pensé que aquello no era indicado para mi hija. Ella nacería con la luna en Piscis, que era mucho más adecuado para su alma.

De pronto, me entraron ganas de ir al baño. Me sentía como si me hubiesen puesto en órbita. ¡Algo había cambiado! Volvimos caminando a casa… ¡No sé cómo! Recuerdo que tenía que pararme con frecuencia y apoyarme en mi marido. Cuando llegamos a casa, me senté en la mecedora que habíamos comprado para mi embarazo y me mecí sin descanso.

Durante toda la semana, habíamos recibido visitas de amigos porque, según nuestra tradición, en los cuarenta días siguientes al nacimiento, sólo debemos ver a familiares cercanos. Recuerdo que una pareja llegó mientras yo estaba en la mecedora pero no pude hablar con ellos. Necesitaba ir hacia dentro. Es curioso, pero la imagen más clara que tengo de mí, estando embarazada, es en aquella mecedora, por la tarde, con la mirada perdida y vidriosa.

Al llegar la noche, me fui a la cama. Me despertaron las contracciones a las cuatro de la mañana. Sabía que estaba de parto aunque no hubiese roto aguas. Hice lo que Shelley me había indicado: me levanté y me puse a caminar. Había decidido dejar la primera muda del bebé (de color azul, amarillo y blanco en honor a la madre divina, *Adi Shakti*) y una manta bajo las escrituras del altar del Ashram, para que mi hija recibiese su bendición. El templo está a ocho manzanas de casa, un pequeño detalle que no contemplé cuando tracé mi plan. Pero, para mí, llevar la ropa al altar antes del nacimiento era una especie de misión. Eran las cuatro y media de la madrugada y fui caminando hasta el templo, con la ayuda de mi marido. Él se doblaba apoyando las manos en las rodillas y yo me estiraba sobre su espalda. Recomiendo vivamente esta postura porque la espalda queda totalmente resguardada y la contracción se aguanta mejor.

Volvimos a casa como pudimos. No recuerdo mucho del trayecto de vuelta porque las contracciones eran ya muy fuertes. Cuando llegamos, coincidimos con una amiga mía partera, Hari Nam. Hacía días que no hablaba con ella y no la había llamado. "Sentí que tenía que venir", me dijo.

Shelley llegó a casa a las cinco y media. Me miró y vio que había dilatado seis centímetros. Aún faltaba un poco. Así que ella y mi marido Gurushabd fueron a la cocina, a charlar tranquilamente. Aquello me supuso una dura prueba, porque sentí que nadie estaba pendiente de mí. Me decía: "¿Pero Dios mío, dónde están? Aquí nadie se ocupa de nada y, mientras yo tengo al bebé, ellos se dedican a pasar el rato." Pero, de pronto, comprendí algo. La experiencia era, en realidad, entre mi hija y yo, y nadie más. Me di cuenta de que Shelley hacía lo posible porque el parto fuese una vivencia personal. Por eso me dejó a solas, para que pudiese interiorizarlo todo. Aquél fue uno de los momentos de mayor conexión conmigo misma y sentí una gran fuerza.

Al cabo de un rato, volvió a ver cómo seguía. Cuando terminó de realizar el tacto, sentí que debía empezar a empujar. Así que lo hice. No recuerdo cuánto tiempo estuve empujando. Estaba en otro mundo. No puedo decir que me doliese, que fuese horroroso. Lo único que recuerdo es una especie de anillo de fuego. El anillo de fuego se presenta cuando la madre toma conciencia de que está de parto. Es como los círculos de fuego que usan en los espectáculos de circo. Uno tiene que cruzarlo, no hay marcha atrás. Cuando el bebé está a punto de coronar, sientes que estás a salvo, que prácticamente has cruzado al otro lado. Y eso es lo que permanece, la sensación que perdura en la memoria de la madre, por encima de cualquier otra cosa. Han pasado dieciocho años y aún puedo sentir esa sensación. Pero cada parto es distinto y yo no pretendo basar este libro ni mis clases de yoga en mi experiencia personal. El mío fue un parto más. Dios me hizo el regalo de un parto breve, pero he conocido y hablado con tantas mujeres que han pasado por partos tan largos y duros que casi siento la experiencia como propia.

Wahe Guru Kaur nació a las 6:30 de la madrugada. Recuerdo que, cuando la tuve en brazos, lo primero que hizo fue abalanzarse hacia mi pecho. Llamamos a Yogui Bhajan, que se encontraba en Holanda. No pareció sorprenderse, fue como si aguardase nuestra llamada. "Señor, acabamos de tener una hermosa niña. ¿Querría hacernos el honor de darnos un nombre para ella?". Se hizo un gran silencio que a mí me pareció eterno, como si Yogui Bhajan hubiese recorrido la galaxia en busca del nombre adecuado. Aún puedo sentir lo lejos que debió viajar. Cuando regresó a nuestro plano, dijo: "Su nombre es Wahe Guru Kaur", que significa "La hermosa princesa de la gloria indescriptible del Señor".

Shelley y Hari Nam lo limpiaron todo. Cambiaron las sábanas, nos asearon a Wa y a mí y nos dejaron a solas para que mi marido y yo pudiésemos acostarnos con el bebé. Eran las 9:00 de la mañana. A la mañana siguiente, nos sentamos en el suelo con ella e hicimos nuestra *sadhana*. No puedo describir con palabras la belleza de aquella dulce mañana.

El día en que nació Wa fue el más feliz de mi vida. Nada se puede equiparar con el nacimiento de un hijo, ni una boda ni la primera vez en que haces el amor. El momento en que te conviertes en madre es cuando verdaderamente se produce el cambio definitivo. Un alma llega a través de ti y, de pronto, la tienes en tus brazos. No hay nada que se pueda comparar con eso.

MEDITACIÓN PARA AUMENTAR LA INTUICIÓN

Para aumentar tu intuición siéntate en postura fácil y cierra los ojos.

- Mueve los brazos como si estuvieses nadando a estilo crol; estira primero un brazo y, luego, el otro. El movimiento ha de ser constante, trazando círculos amplios, elevando bien los codos y los brazos por encima de los hombros.

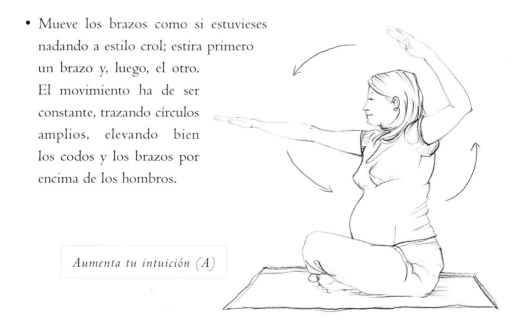

Aumenta tu intuición (A)

- Mientras nadas, imagina que estás en un gran océano, que te sorprende la noche y está a punto de estallar una gran tormenta. No puedes ver la orilla pero te vales de tu intuición para elegir la dirección en la que debes nadar. Proyéctate en esa dirección y nada vigorosamente de manera que el movimiento marque el ritmo de tu respiración de forma natural.
- Sigue con el ejercicio durante once minutos y medio. Puedes empezar con cinco minutos e ir aumentando el tiempo progresivamente. Pon una música de fondo que te guste y te ayude a mantener el ritmo. Sí, es duro pero el esfuerzo merece la pena. ¡Sigue!
- Al terminar, ponte en postura de bebé, de rodillas, con la frente sobre el suelo y las nalgas descansando sobre los talones, relajando la espalda. Si la postura de bebé no te resulta cómoda, inclina la cabeza, túmbate de lado o sobre la espalda, como te sientas más cómoda. ¡Has llegado a la orilla sana y salva! Siente gratitud en todas tus células. Sigue en esta postura durante siete minutos.
- Inhala hondo y sacude la espalda para relajarla. Incorpórate lentamente y relájate.

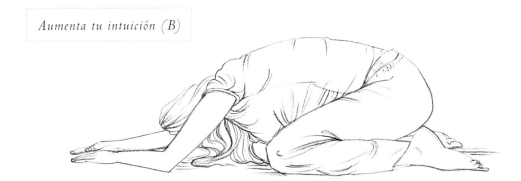

Aumenta tu intuición (B)

EL PARTO EN CASA

*El corazón
se encuentra
en el hogar.*

Una de las razones por las que animo a mis alumnas a considerar seriamente la posibilidad de un parto en casa es porque conozco la belleza de esta clase de experiencias. Mi alumna Elizabeth lo probó y compartió conmigo su historia. Al igual que la mayoría de mujeres embarazadas, Elizabeth gozaba de buena salud, no tenía un historial que hiciese del suyo un embarazo de alto riesgo y todo parecía indicar que el suyo sería un parto vaginal normal, sin complicaciones. Dejaré que sea Elizabeth, con sus propias palabras, quien os explique lo que eligió y cómo se sintió al respecto. Así fue como me relató su caso:

"Tenía una amiga que había dado a luz en casa y empezó a hablarme de ello. Aquella fue la primera ocasión en la que me plantee el parto en casa como una alternativa viable para mí: una mujer con estudios universitarios y una carrera profesional... ¡y haciendo algo así! Entendía que aquello fuese una opción para *hippies* y para mujeres del tercer mundo que no podían elegir. El yoga fue otro de los factores desencadenantes porque me ayudó a abrir el corazón a mi esencia de mujer y me permitió entablar un diálogo con mi bebé, antes de que éste naciese.

Trabajo como investigadora de modo que, cuando supe que estaba embarazada, hice lo propio en mí: investigar e investigar. Descubrí que la mayoría de textos de embarazo giraban en torno a la medicina alopática y explicaban, sobre todo, qué análisis debía realizar la gestante y a qué intervención podía optar. Describían las fases del parto de un modo científico, pero ninguno de los libros que leí mencionaba el aspecto emocional o espiritual del parto. Y está claro que hay mucho que decir sobre el parto en términos emocionales.

Intentaba decidir si quería o no ir a dar a luz al hospital. Había encontrado a una médico maravilloso, muy entendido, que me había dicho que podía elegir los términos en que quería dar a luz con él. Mi marido y yo fuimos a ver el hospital en el que trabajaba. Aquella opción tenía gran peso porque el médico nos gustaba mucho. Después de ver el lugar, di gracias a Dios de que existiesen espacios como aquél, y de vivir en una sociedad que pone a mi alcance una tecnología tan impresionante. Me dije que, si algo iba a mal, estaría en buenas manos, rodeada de profesionales cualificados que sabrían cómo manejar la situación.

Sin embargo, al mismo tiempo, seguí investigando la posibilidad de dar a luz en casa. Me dije que, si lograba tener un embarazo de bajo riesgo, mi casa sería el mejor lugar tanto para mí como para el bebé. En primer lugar porque se trata de mi entorno y estoy cómoda en él. En aquellos momentos en los que me planteaba dónde debía dar a luz, lo que más me preocupaba era la fase final del parto, que es donde suele darse la mayoría de las intervenciones. Me documenté sobre la cuestión y hablé con otras mujeres. Si me sirvo del símil de una excursión por la montaña, esa fase vendría a ser como aquella en la que, tras una curva, ves al fin la cima, pero en realidad aún estás bastante lejos de alcanzarla. Ese último tramo es realmente asesino. Ya no hay marcha atrás pero tu cuerpo dice: "¡Esto es ridículo, no puedo más!". Entendí que, llegado ese punto, el miedo haría mella en mí. Pero si me imaginaba en casa, me parecía que el miedo sería menos grande, menos abrumador.

Además, después de terminar la visita al hospital, salí con la sensación de llevar toda clase de gérmenes y enfermedades alrededor. Vi a una enfermera lavando a un bebé y, aunque lo hacía bien, entendí que para ella no era más que una labor rutinaria y que podría estar lavando cualquier otra cosa. Sentí ganas de llorar.

Cuando dije que pensaba tener al bebé en casa, toda mi familia se opuso. Mi suegra, mi cuñada, mi madre... todas ellas pensaban que me había vuelto loca. Estaban asustadas. La primera imagen que viene a la mente cuando pensamos en un parto es que todo es muy dramático y ocurre tan rápido que si surge un problema casi no hay tiempo para resolverlo. Decidí profundizar en esa idea, recopilar información. El resultado me tranquilizó y me hizo comprender que estaba tomando una decisión lógica, que podía trascender el miedo tan presente en nuestra sociedad y empezar a pensar cómo entendía el parto desde un punto de vista espiritual.

Una buena comadrona no aceptará llevar tu parto a menos que tengas un grado de salud determinado. De modo que convertí mi estado físico en una prioridad.

Aunque había corrido durante un tiempo, nunca había pasado de los siete kilómetros. Me dije que el parto era como un maratón. Tenía que correr cuarenta kilómetros de un tirón y no podía abandonar. ¿Qué necesitaba para ser capaz de hacerlo? El aspecto físico era fundamental. Podía entrenar mi cuerpo, pero entendí que debía considerar aspectos emocionales y espirituales en los que no había pensado hasta la fecha. El parto era como una carrera importante, el día en cuestión, todo el mundo estaría pendiente de mí, esperando verme cruzar la línea de meta.

Elaboré un plan para mejorar mi forma física. Hice una lista con dos columnas; en una puse lo que me proponía hacer, en la otra, lo que podía comprometerme a intentar. Así, si al llegar al jueves me sentía malhumorada o cansada, la lista me ayudaría a mantener el compromiso. Incluí el yoga, la natación y paseos por la montaña. Fue una gran experiencia porque me planteé el ejercicio como una actividad meditativa y no competitiva. Sabía que si iba a correr el maratón tenía que superar mi naturaleza controladora. No podía estar presente sin renunciar a la forma en que había entendido la vida hasta la fecha. Así que salí a caminar muy temprano, por la mañana, y disfrutaba viendo la luna y el sol juntos en el cielo.

Pensé en aprovechar que nosotros creamos nuestra propia realidad. ¿A qué me refiero? Me puse a visualizar el parto y a imaginar cómo me sentiría. Lo hacía por las mañanas, mientras paseaba, charlando conmigo misma y con mi hija. Aquella conversación sobre cómo quería que fuese el parto se convirtió en una especie de mantra.

Me preguntaba cuál sería la duración ideal del parto. No sabía determinar cuán largo o corto debía ser. Suponía que, si era muy corto, resultaría muy intenso; pero si era demasiado largo, corría el riesgo de agotarme y no disponer de energía suficiente para dar a luz sin ayuda. Al final, decidí pedir que durase el tiempo adecuado. Me gustaba imaginar la experiencia como un momento de transformación para todos los presentes, un momento dichoso, sencillo y amoroso. Una experiencia única. Y así fue realmente como ocurrió. La realidad que había imaginado se convirtió en real. Fue un momento lleno de fuerza. Era la primera vez que me planteaba las cosas desde un punto de vista auténticamente femenino y, a la vez, espiritual.

Según los médicos, yo salía de cuentas el 27, pero la ecografía indicaba que sería el 17. Sin embargo, en mi mente veía aparecer constantemente la fecha del 20 de agosto. Lo más curioso es que la semana antes de que naciera, aunque sabía en qué mes vivía, no pensaba para nada en fechas. Cuando te encuentras en esa fase del embarazo, la mente está en otro lado. Así que, cuando di a luz, no atribuí importancia a la fecha. Sólo después comprendí que mi hija había nacido, tal y como me indicaba mi intuición, el día 20. Fue una de las experiencias más intensas de mi vida.

Pero más que el día del parto, recuerdo toda la semana. El lunes por la mañana me sentí distinta. Sabía que algo estaba cambiando. Fuimos a desayunar fuera y no me podía concentrar en la conversación. Me levanté para ir al baño y cuando estuve dentro, me vino a la mente que podía ponerme de parto allí mismo, en la taza del váter. ¡Parecía que el parto era inminente! Aquel día, tenía una cita con la comadrona, que me revisaba cada dos semanas. Le comenté cómo me había sentido por la mañana y me dijo: "¿Quieres que te mire?". Mi marido y yo contestamos que no al unísono. En aquel momento, estábamos tan poco interesados en las fechas que nos daba igual si era para aquel día, para el siguiente o para el que fuese.

Por la noche, salimos a cenar con unos amigos. Me puse un vaporoso vestido blanco. Era verano y tenía la piel bronceada pero estaba enorme. Nos sentamos en una mesa al aire libre, en el patio del restaurante. De pronto, tuve una contracción tan dura que me quedé sin habla. Me levanté y fui al baño porque quería estar a solas. Temía que alguien me preguntase algo y no pudiese articular palabra. Al acabar de cenar, uno de nuestros amigos dijo: "Tal vez tengas al bebé esta noche." Sentí que una voz que brotaba de mi interior decía con absoluta calma: "No, no lo tendré esta noche, pero no tardará."

Al día siguiente, me desperté obsesionada con la idea de terminar todo lo que tenía pendiente. Llamé a mi cuñado y le dije: "¿Recuerdas aquella cosa que me pediste que escribiese? Será mejor que lo haga ahora mismo." Y, de pronto, me urgía que me alineasen el cuello... Cuando estás en sintonía con tus necesidades, éstas se vuelven imperiosas. Así que llamé a mi quiropráctica y le anuncié: "Tienes que alinearme el cuello ahora mismo." En cuanto lo hubo hecho, sentí que la energía fluía mejor por mi cuerpo. La quiropráctica me comentó que le parecía que iba a tener al bebé muy pronto. Ella ya era madre y me había tratado a lo largo de todo el embarazo. Después, mi familia vino a cenar y se quedaron hasta tarde. Recuerdo que bajé las escaleras hacia el dormitorio pensando "Vaya, pero si mi barriga está más grande que hace unas horas". Me tumbé en la cama exhausta y me dormí profundamente.

A las dos y media me despertó una fuerte contracción. La amiga que me había hablado por primera vez de los partos en casa me había dado el siguiente consejo: "Tú eliges cómo describes lo que sientes." Durante mis largos paseos, me entrené para hablar de sensaciones intensas en lugar de hacerlo de dolor. Lo que sentí cuando me arrancaron la muela del juicio fue dolor. Pero el parto lo imaginaba más como un ejercicio duro para el que me había estado preparando. Aquella analogía me ayudaba a seguir adelante.

Me levanté y sentí que algo chorreaba por mis piernas. Pensé que se me habría escapado un poco de orina. Supuse que me había despertado para ir al baño. Me senté en la taza del váter con la sensación de querer ir de vientre, pero nada. Volví a la cama y me dormí de nuevo. La escena se repitió cada hora. A las seis y media me desperté y llamé a mi madre. Le dije: "Creo que hoy es el día." Me contestó algo muy propio de una madre: "¡Oh, cariño! ¿Estás asustada? ¿Te duele mucho?". Y, de inmediato, sentí que me invadía el miedo. Pero pensé... Un segundo, no necesito oír esta clase de observaciones. Así que corté la llamada enseguida. Estaba claro que por mucho que la quisiese, mi madre no podría ayudarme en aquel trance.

Encendí una vela y empecé a ir de un sitio para otro. Sentía lo intenso del momento. Centré mi atención en la vela y, de pronto, me sobrevino un fuerte deseo de pedir ayuda a todas las mujeres. Así que lo hice. Me senté y oré por que todas las mujeres que habían dado a luz a lo largo de los tiempos velaran por mí y me respaldasen en aquel momento. Y aunque parezca broma, sentí que la habitación se llenaba de mujeres. Primero una, luego otra y, al final, casi no cabíamos.

Y me metí de lleno en la visualización que había creado durante mis paseos. La persona a la que había imaginado dando a luz segura de sí misma estaba allí, sólo necesitaba fundirme con ella. Al hacerlo, me liberé del miedo. Pude observar mi cuerpo durante el parto. Sabía exactamente qué necesitaba. Le pedí a mi marido que pusiese música y lo hizo. Había imaginado que el día del parto me pondría a hornear galletas porque suponía que iba a tardar un rato y que necesitaría entretenerme con algo. ¡Sí, claro! También tenía un vestido largo que pensaba ponerme, pero llegado el momento no me pareció apropiado. De hecho, nada me lo parecía. Hasta que me encontré desnuda. Mi marido me preguntó si estaba segura. Le contesté que sí, que prefería no llevar nada puesto. Estaba muy centrada y no me cortaba por nada. Hoy, cuando pienso en aquel momento, me digo que ojalá pudiese ir de aquel modo por la vida en todo momento.

Llegaron tres mujeres de la familia y, una vez más, tuve muy claro lo que necesitaba. Coloqué a cada una en un lugar: Tú aquí, tú allí, tú allá… Bueno, en realidad no hablaba con tanta claridad. Todo era tan intenso que apenas me quedaba aire para hablar. Pero la familia lo captó y se adaptó muy bien a la energía de la situación. Eso sí, una vez superado el impacto inicial que les produjo encontrarme desnuda. Soy la clase de persona que no acostumbra a pedir ayuda pero, en aquel momento, me di cuenta de que necesitaba que me asistiesen y agradecí mucho su presencia. Fue una experiencia hermosa y sorprendente.

La ayudante de la comadrona llegó hacia las diez y media. Yo había dilatado ocho centímetros. Sabía perfectamente qué postura quería adoptar, quería estar de pie de un modo u otro. Cuando me tumbaban para revisarme, me sentía terriblemente incómoda. Recuerdo que pensaba: "¡Date prisa! No aguanto aquí." Aquélla fue una de las razones por las que no me convencía la idea de dar a luz en un hospital. Cuando te colocan todas las correas y tubos que requiere el protocolo habitual de un parto, pierdes la libertad de moverte y de adoptar la postura en la que tu cuerpo trabaja mejor.

El sudor resbalaba por mi enorme barriga y yo veía cómo se ondulaba. Era como si no estuviese allí, como si lo contemplase todo desde otra parte de mi ser, desde otra conciencia. Me sentía llena de fuerza. Sólo puedo decir que, en aquel momento, realmente estaba de lleno en el presente.

Cuando la comadrona llegó, empecé a empujar. La ayudante fue a buscar aceite para masajear el perineo, pero no tuvo que hacer nada porque, a los dos empujones, salió el bebé. Mi hija nació a las 23:45. Lo vi todo en un espejo. No encuentro palabras para describir lo que supuso presenciar todo aquello. Para mí fue como un gran regalo.

Me tuvieron que dar un par de puntos y eso sí que fue incómodo. ¡Aquello sí que era dolor! Me levanté y me di una ducha. Estaba totalmente agotada. Se requiere un tiempo para recuperarse. Nunca olvidaré la sensación del bebé agarrándose a mí por primera vez. Era algo arrollador, como si acabase de presenciar un milagro.

Lo que realmente aprendí de esta experiencia fue que existe un nivel distinto de comunicación y que puedo confiar en la información que recibo y que siento en mi interior. Eso es lo que me ha aportado la maternidad y el hecho de dar a luz. Le comento a todo el mundo que abrirme a esta experiencia me ha cambiado por completo, hasta el ADN.

MEDITACIÓN PARA EL COMPROMISO

Esta meditación fortalece la espalda para que tengas las agallas y la energía para lograr lo que deseas.

- Siéntate en el suelo, cómodamente, en postura fácil.
- Sujeta los tobillos con ambas manos e inhala.
- Flexiona la columna llevando el pecho hacia delante y hacia arriba.
- Al exhalar, curva la columna hacia atrás sin bajar la cabeza, para no dañar el cuello con el movimiento.
- Repite la secuencia ciento ocho veces, es decir, unos tres minutos. El ejercicio reduce la tensión y hace que la energía circule hacia arriba por la espalda. Se despiertan todas las vértebras. Te sentirás más tranquila y más llena de fuerza, lista para hacer frente a lo que surja.

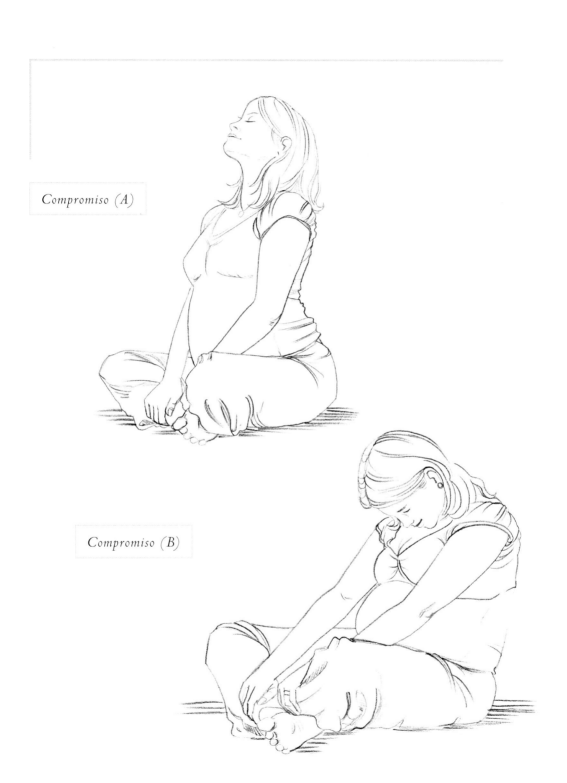

Compromiso (A)

Compromiso (B)

NACER EN EL HOSPITAL

La mayoría de las mujeres occidentales da a luz en un hospital. Es una elección comprensible, sobre todo cuando la madre tiene algún problema de salud o un historial de dificultades que hacen prever que pueda necesitar una intervención médica de urgencia. Tenemos la suerte de tener a nuestro alcance avanzados medios técnicos al servicio de la salud. Conviene estar agradecidas de que así sea y poner en perspectiva el miedo a sufrir algún daño o a que le pase algo al bebé.

Sin embargo, quiero que tengas en cuenta que tu parto puede y debe ser todo lo único y personal que tu desees, aunque ocurra en un entorno médico y profesional.

Seguramente, no eres consciente de las muchas opciones de que dispones. Puedes optar por permanecer en una bañera o en la ducha si sientes que el agua te ayuda a dar a luz. Puedes tocar con tu mano la cabeza del bebé cuando esté coronando e incluso puedes incorporarte y ¡tirar de él tú misma! Puedes pedir que dejen a tu hijo contigo en lugar de enviarlo a la sala de maternidad. Recomiendo vivamente esto último porque refuerza el vínculo entre madre e hijo y ayuda a suavizar el impacto que supone para el recién nacido la llegada a este mundo. Pero por encima de todo, lo que debes entender es que el equipo médico está ahí para ayudarte durante el parto. Un médico no puede hacer que el niño atraviese el canal del parto. Es cosa tuya. *Los médicos toman al bebé que la madre pone en el mundo.* Entender esto te será de gran ayuda. Ten presente quién ayuda y quién está a cargo del trabajo.

Mi alumna Ann dio a luz a su hija en el hospital. De su experiencia podemos aprender todas. "Luché mucho por quedar embarazada", explica Ann, que tuvo a su hija a los cuarenta y tres años. Seis años antes ya había quedado encinta, pero fue el primero de dos abortos. A raíz de ello descubrió que padecía endometriosis, una dolorosa inflamación de la membrana que recubre el útero. Tras operarse para solucionar ese problema, tuvo un embarazo ectópico que también terminó en aborto.

"Quedarme embarazada se convirtió en un reto", explica. "¡Pensé que era muy irónico que técnicos en infertilidad nos dijesen qué hacer para ser fértiles!". El tratamiento dio resultado y Ann se quedó embarazada de una niña. Durante la gestación, mantuvo una relación muy estrecha con el médico y se interesó por conocer el lugar en el que habría de dar a luz para hacerse una imagen mental de la situación y estar al corriente de los procedimientos que se aplicarían.

Pero existe un dicho que reza: "Si quieres ver a Dios reír, cuéntale tus planes". Un jueves, al salir de la clase de yoga, una semana antes de la fecha oficial en la que salía de cuentas, Ann fue a ver al médico para una revisión semanal rutinaria. El latido cardiaco del bebé era débil y eso preocupó al médico. "Nos quedamos de una pieza", recuerda.

Decidieron que, teniendo en cuenta su historial, lo más seguro era ingresarla en el hospital de inmediato e inducir el parto.

"Cuando me ingresaron, me preocupé y asusté. Me había comprometido a tener un parto lo más natural posible, pero mis planes se fueron por la borda. Ya no me importaba lo que me hiciesen, incluida una cesárea, con tal de que mi hija estuviese a salvo. Al final, pude tener un parto vaginal", me explicó. "Me atendía un médico sensible que tenía paciencia y experiencia. Nos mantuvo informados de las distintas opciones en todo momento."

"Me administraron Pitocin de inmediato y me colocaron una vía para los antibióticos porque tenía una de esas infecciones bacterianas que surgen durante el embarazo. No era lo que había soñado, pero lo acepté. Me dije que las cosas eran como eran. Luchar contra la realidad sería una pérdida de energía, embarcarse en una batalla sin sentido. Me dije que, al fin y al cabo, dependía de mí que todo fuese bien y que la experiencia fuese única."

Pero aun así, Ann era primeriza. Eso, sumado a la preocupación por su bebé y a la sorpresa de verse súbitamente en el hospital, se alió en su contra. "Me di cuenta de la fuerza que tenía. Sí, se supone que te administran una medicación que estimulará el parto, pero el cuerpo es más poderoso y puede anular los efectos. No paraban de subir la dosis de Pitocin. Tenía picos de contracciones fuertes pero, luego, bajaban. A las seis de la mañana, cuando ya habían pasado doce horas, el doctor rompió la bolsa para que el proceso se iniciase. No fue divertido, pero fue más raro que doloroso. Supuse que saldría una gran cantidad de agua de inmediato pero lo cierto es que tardé tres horas en sacarla toda."

Y aún después de eso, el cuello del útero de Ann no dilataba más de tres centímetros. Lejos de los diez centímetros que requiere el bebé para salir. El médico le advirtió que volvería al cabo de un par de horas y que, si no había cambios, tendrían que hacer una cesárea. "Ahora, cuando pienso en todo aquello, estoy segura de que las cosas se dieron de ese modo porque yo no estaba lista para dar a luz", explica. "Durante aquellas doce horas, no estuve participativa, era algo que me hacían, no que yo hacía. No sabía qué iba a ocurrir. Sentía que era algo que no dependía de mí, que algo ajeno a mí lo dirigía todo y que no me quedaba más que esperar y seguir el curso de los acontecimientos. Pero lo que me hizo cambiar fue oír al médico decir: 'Si no has avanzado esta tarde, tendremos que hablar de otras opciones.'" Comprendí que no se trataba de una circunstancia sino de mi estado mental. Poco después de que el médico se marchase, la enfermera me acompañó al baño, cerró de golpe la puerta y dijo: "Mira, olvida todo lo demás y concéntrate en el resultado final, es decir, en tener a tu hija en tus brazos. Si para eso te tienen que hacer una cesárea, que la hagan." Al escucharla entendía que, en efecto, deseaba tener a mi hija en brazos y que no había hecho todo lo que estaba en mi mano por lograrlo.

Su marido había oído todo lo que había dicho el médico. Cuando Ann salió del cuarto de baño, e iba a tumbarse de nuevo, le dijo: "Levántate, sal de la cama. ¡Vamos a ponernos en marcha!".

Y así, el marido, con la ayuda de la enfermera y de los amigos, transformó la habitación del hospital en un espacio protegido para el parto. Como no estaba permitido encender velas, trajeron unas lámparas con bombillas rosas para crear una iluminación más cálida. "Después de eso —recuerda—, todo el mundo se retiró y nos quedamos a solas. Nos dejaron espacio. Todos vieron claro que los padres se iban a encargar de que el bebé viniese al mundo."

Ann hizo varias sentadillas con la ayuda de su marido que le sujetaba la espalda y la animaba. Después de medio día de contracciones fuertes provocadas por la medicación, aquello suponía un esfuerzo tremendo, pero ambos salieron adelante. Pusieron sus canciones favoritas de Emmylou Harris, Van Morrison y Krishna Das en su equipo de música portátil, hicieron algo de yoga y bailaron. Al bailar, Ann doblaba las rodillas y se mecía hacia los lados mientras su marido la sujetaba, con idea de ayudar al bebé a descender hacia la pelvis. Recuerda que la gravedad lleva al bebé adonde corresponde: ¡fuera de tu cuerpo!

"A las tres horas, me dije, he hecho cuanto he podido. No me sentía capaz de nada más. Cerré los ojos para rezar y dije: "Señor, lo dejo en tus manos. Que sea lo que tenga que ser". Físicamente, no daba más de mí así que volví a la cama y me concentré en respirar y estar presente. Era como estar en medio de un océano, las olas se alzaban y se sucedían las unas a las otras. Cuando el médico regresó a palparme descubrimos que, casi milagrosamente, tenía una dilatación de seis centímetros y medio.

"Llegados a ese punto, dije: ¡Está bien, no puedo más, quiero la anestesia! El médico, sin decirlo, me dio a entender que ya había pasado el punto de no retorno y que la epidural ya no me serviría de nada ahora que ya estaba preparada para empujar. Me administraron una discreta anestesia para amortiguar un tanto la sensación que hacía una hora que tenía. No duró demasiado, pero pude reponer fuerzas durante aproximadamente una hora.

Cuando el médico alzó el pulgar y dijo: "Vamos", la enfermera levantó el puño en el aire y gritó: ¡Sí! Me sentí de maravilla, como si fuésemos un equipo, como si ellos estuviesen realmente conmigo. Eran ya las seis de la tarde y el médico anunció que esperaba que, a las ocho, el bebé ya estuviese en mis brazos. Tuvimos que esperar algo más porque no di a luz hasta las once. Me costó encontrar la postura: probé en cuclillas y tumbada de lado hasta que la enfermera fue a buscar una barra al armario de la habitación y me colgué de ella. Ésa fue la solución para mí. Tenía a mi marido a un lado, a la enfermera al otro y al médico enfrente. Nos pusimos manos a la obra. Es intenso, qué duda cabe, pero se soporta."

Así, después de veintiocho horas de parto, sin la ayuda de la anestesia, Ann dio a la luz a una hermosa y sana niña a la que llamaron Halle. "Es una experiencia que te cambia la vida y que no olvidaremos jamás", dice.

El bebé nació como necesitaba hacerlo, en el momento preciso y en el lugar indicado.

PARA ALIVIAR EL DOLOR DE ESPALDA Y DE CADERA

Recuerda que la mujer es un ser milagroso. Ningún hombre, por fuerte, sensible, rico o talentoso que sea puede crear a un hijo en su interior.

- De pie, abre las piernas hasta lo que te sea posible sin perder el equilibrio.
- Coloca los codos en un ángulo de noventa grados, con los antebrazos más o menos paralelos al suelo y estirados con las manos relajadas.
- Rota la cadera con un movimiento paralelo al suelo y a un ritmo moderado. Describe un círculo lo más amplio posible. El movimiento se da en la cadera, no en las rodillas. Mantén las rodillas lo más estiradas posible.
- Mantén la rotación tres minutos hacia la izquierda y tres hacia la derecha.
- Este ejercicio abre la zona de cadera y te aporta la voluntad para luchar sin rendirte. Los yoguis creen que el propio Moisés usó esta kriya para entrenar a los miembros de su pueblo para que dejasen Egipto no como víctimas sino como personas llenas de coraje y fuerza.

Aliviar el dolor de espalda y de cadera

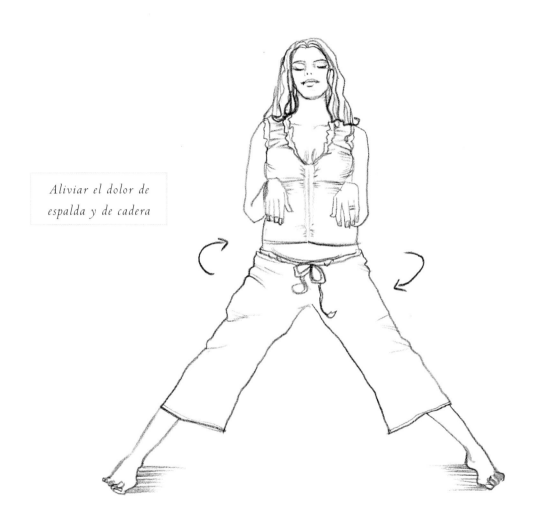

LA CESÁREA

Naomi vino a su primera clase de yoga. Al principio de cada curso solemos hacer una ronda en la que cada mujer se presenta. Cada una de ellas explica dónde dará a luz, quién es su médico y su comadrona y cuándo sale de cuentas. También informa a las demás de en qué zona de la ciudad vive para que si hay compañeras de ese mismo barrio puedan salir a caminar o hacer yoga juntas. Esto ayuda a que las madres se conozcan a pesar de vivir en una ciudad grande y puedan crear amistades que, a veces, duran muchos años. Cuando le tocó el turno a Naomi, nos anunció que estaba embarazada de dos meses y que ya tenía programada una cesárea en un hospital de la zona. Le pregunté por qué, pensando que se trataría de algún problema de salud que la impedía tener un parto vaginal.

"Mi madre opina que es la mejor manera de tener un hijo", contestó. "¿Para qué someter a la madre y al bebé a tal estrés? Es mejor sacarle."

Guardé la compostura pero, a pesar de que he oído muchas cosas en mi vida, no salía de mi asombro al ver que alguien se refería a una incisión abdominal como si se tratase de una limpieza bucal. Como siguió asistiendo a las clases y aprendió muchas cosas que no sabía; al final, Naomi dio a luz a su hija en un parto vaginal normal. Pero su madre, que vivía en Nueva York, aprovechó todas las llamadas que hizo a lo largo del embarazo para decirle que no le veía el sentido.

El sentido es el siguiente: es importante utilizar de forma apropiada la tecnología a nuestra disposición. De hecho, es vital. Pero la tecnología no ha de servir para evitar participar en una experiencia humana. Una cesárea practicada sin motivo médico priva a la mujer de una experiencia trascendente, la convierte en una mera observadora en un proceso que tiene que ver más con motivos económicos que con preservar la salud.

La cesárea es tan vieja como los partos. Ya se mencionaba en la mitología griega. Apolo sacó a Asclepio, el fundador de la medicina religiosa, del vientre de su madre. Algunos antiguos grabados chinos recogen algo parecido a una cesárea practicada en mujeres vivas. Y matizo "vivas" porque en tiempos de los romanos, esta técnica se empleaba sólo cuando la madre estaba muerta o a punto de morir, en un intento por salvar al bebé. Algunos historiadores opinan que el término "cesárea" viene de un decreto que, en época del César, obligaba a abrir el vientre a todas las mujeres que fuesen a morir o muriesen durante el parto. También podría tener su origen en el término latino *"caedare"*, que significa "cortar" o de *"caesones"*, que era como se llamaba a los bebés que habían salido con vida del vientre de una madre muerta. Hasta el siglo XVI, se hablaba de operación de cesárea, pero el término empezó a cambiar cuando, a mediado de 1598, un médico llamado Jacques Guillimeau publicó un libro sobre partos en el que se refería a la cesárea como a un "corte" o "incisión". Aun así, siempre se ha considerado como una medida para casos excepcionales.

Sin embargo, las encuestas indican que en Estados Unidos, uno de cada cinco bebés nace por cesárea, lo que equivale al 22 por ciento de los nacimientos. En todo el mundo, muchas personas empiezan a ver las cesáreas como el método avanzado para tener hijos. Los informes muestran que, en Brasil, muchas mujeres desestiman el parto vaginal porque lo consideran primitivo: es impredecible y no se puede programar. Es un asunto de conveniencia. A los médicos, la cesárea les permite controlar los nacimientos y organizarse horarios de trabajo de 9 a 5. Falsos mitos como que un parto vaginal arruina la vida sexual hacen que la tasa de cesáreas suba aún más. En Corea del Sur, la sanidad pública tiene un 43 por ciento de nacimientos por cesárea. Cada vez más, se asocia un cuidado de calidad con la cesárea y su uso está cada vez más extendido. En Estados Unidos, una cesárea cuesta prácticamente el doble que un parto vaginal.

No cabe duda: cuando surgen complicaciones, una cesárea es una auténtica bendición que puede salvar la vida de la madre y del bebé. Muchas mujeres que acuden a mi clase tuvieron a su anterior hijo con cesárea por imperativos de salud. Algunas de ellas tienen un sentimiento de culpa y de pérdida. Lamentan que sus hijos no se pudiesen quedar con ellas inmediatamente después de nacer porque lo habitual en niños nacidos por cesárea es que se los lleven a la sala de maternidad mientras la madre se recupera de la operación. Aunque así haya sido, no le des demasiadas vueltas. La conexión entre una madre y el hijo que se crió en su vientre es mucho más que física. Que no puedas estar junto a tu bebé físicamente no quiere decir que no puedas rodearle mental y emocionalmente con tu luz blanca sanadora y llegar a su alma. Esa luz que proyectas llegará a tu bebé y le acompañará hasta que esté en tus brazos. La conexión existe y es para siempre. Para mantener ese vínculo eterno, procura que el padre del bebé pase todo el tiempo que pueda con él.

Tu principal preocupación a la hora de dar a luz consiste en ser consciente de tus elecciones hasta el momento en el que tienes al bebé en tus brazos. No hay garantías. Fabienne, a la que conoces ya por su relato de la celebración de los 120 días, era la embarazada más dichosa que yo haya conocido nunca. Durante la gestación, hizo todo lo que debía: bailó, cantó, leyó poesía, practicó yoga a diario, comió sano y meditó y, por encima de todo, quería un parto natural, vaginal y sin anestesia. Sin embargo, el día del parto, tanto ella como su marido, tuvieron que optar por una cesárea al surgir unas complicaciones imprevistas. Fabienne y su marido podían haber esperado un poco más para ver si era posible tener un parto natural, pero ambos entendieron que no merecía la pena correr el riesgo y optaron por la cesárea.

He de admitir que cuando supe que a Fabienne le habían hecho una cesárea, me enfadé con Dios. No lograba entenderlo y preguntaba "Dios mío, ¿por qué? ¿Qué le quedó por hacer? No es justo. ¿Qué pasa?".

Bueno, está claro que Dios siempre contesta a las preguntas, aunque no se sabe ni cuándo ni dónde ni cómo.

Más tarde, ese mismo día, estaba en los vestuarios de la piscina, después de haber practicado natación, como hago todos los días, y coincidí con una mujer que había asistido a mis clases de yoga para embarazadas once años atrás. Comenzamos a hablar y le pregunté por su hijo. "Es una auténtica prueba para mí. Es muy inteligente y tiene mucho carácter. Debí suponerlo por lo mucho que me costó parirle. Fue el autor de su nacimiento desde el primer momento. Mi segundo hijo, en cambio, es mucho más tranquilo y ya sabes con qué facilidad salió."

Al escuchar sus palabras, guardé silencio y dije para mis adentros: "Dios mío, gracias por recordarme lo que había olvidado." Uno puede preocuparse hasta el infinito, podemos pasarnos la vida diciendo "Y si"… ¿Y si hubiese cambiado de médico? ¿Y si hubiese dado a luz en casa? ¿Y si no hubiese bebido Coca-Cola Light? No es realista; pensar así es vivir en la ilusión de que podemos controlarlo todo. Lo único de lo que puedes estar segura es que los bebés llegan al mundo como necesitan hacerlo. Tal y como mi antigua alumna expresó con tanta elocuencia: los bebés son los autores de su propio nacimiento.

Recibí la siguiente carta de Jerri, una alumna a la que quería mucho. Me cuenta lo que sintió durante el nacimiento de su segundo hijo e ilustra maravillosamente lo que trato de expresar. Jerri escribió lo siguiente:

> *Es curioso cómo se dan las cosas. Como no quería que me hiciesen otra cesárea, me dediqué a visualizar siempre lo contrario: un parto vaginal. Pero después de ocho horas en el hospital y debido a la extraña forma de mi pelvis (te ahorraré los detalles) la comadrona y mi marido decidieron que lo adecuado era realizar una cesárea. Exclamé: ¡NO! Y me dejaron seguir con el parto dos horas más. Pero mi querida pelvis no podía desafiar las leyes de la física. Y aunque las veinticuatro horas siguientes a las cesáreas fueron un auténtico horror, tengo que mirar lo que está y no pensar en lo que no pudo ser. Tengo una hermosa niña y, una vez más, estoy agradecida de que me hayan dado*

uno de los puestos más valorados y honrados de la tierra: el ser madre. Sea a través de un parto vaginal, una cesárea o una adopción, después de la palabra "madre", todo adquiere un sentido nuevo.

Una madre. Incluso después de llevar cuatro años siendo madre de mi hija mayor, sigo descubriendo todo lo que implica la maternidad. Procuro recordar a diario que he de ser consciente de lo que puedo dar. Una madre que está a la altura cuando un bebé tiene un cólico puede perder los papeles ante las rabietas de un niño mayor. Y la madre que pierde la paciencia con un preescolar cansado y quejica puede enseñar con mucha calma a usar el orinal. A menudo, nuestras mayores virtudes van de la mano de nuestros peores defectos. Yo quiero aprender a celebrar mis dones como madre. Se trata, como digo, de ver lo que sí puedo hacer y pensar menos en lo que no ha salido. Ya no veo los pequeños defectos sino el amor. Y ese amor es tan grande.

Feliz maternidad,
Jerri

MEDITACIÓN PARA ESTAR SANA DE PIES A CABEZA

Los yoguis utilizan la siguiente meditación para estimular todos los órganos del cuerpo y potenciar así la salud general. Esta respiración combinada con la rotación de brazos te aportará energía y estimulará todos tus órganos, incluido el cerebro.

- Siéntate en postura fácil, estira los brazos a los lados, paralelos al suelo y con las palmas mirando hacia abajo. Los codos permanecen sin doblar.
- Coloca el pulgar sobre la base del meñique y cierra los puños manteniendo el pulgar dentro. No dobles los codos y empieza a mover los brazos y las muñecas en círculos de unos cinco centímetros de diámetro.
- Respira por la nariz en cobra, es decir, con la cabeza estirada hacia arriba. Sigue durante tres minutos.

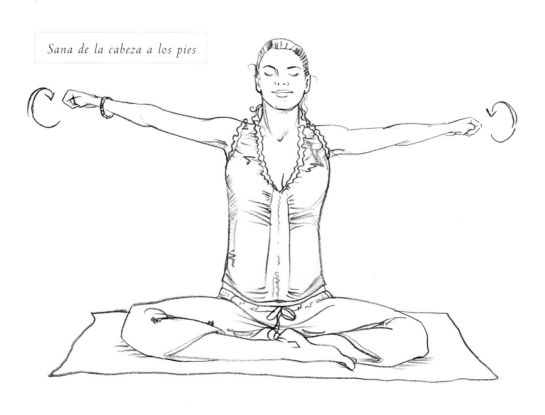

Sana de la cabeza a los pies

CUESTIONES QUE DEBES VALORAR SOBRE LA EPIDURAL

Holly vino a clase embarazada de tres meses de su segundo hijo y se sorprendió mucho al oír a otras mujeres relatar sus partos sin anestesia. En el nacimiento de su primer hijo, a Holly le habían administrado la epidural al poco de llegar al hospital y ella había dado por sentado que era necesario, un procedimiento estándar. "No me preguntaron si la quería o no", explicó a toda la clase, "y di por sentado que si me la administraban sería porque era lo más adecuado".

En los últimos cincuenta años, la anestesia epidural se ha vuelto algo habitual —que no normal— en los partos hospitalarios. Después de inyectar la anestesia en la parte baja de la espalda, la mujer queda sin sensibilidad de la parte inferior del tronco al pubis. Quiero que comprendas que, aunque parezca una buena idea, existen riesgos. Como se suele decir, "nada es gratis".

La epidural es una gran ayuda para las mujeres a las que se les practica una cesárea porque permite que sigan despiertas y conscientes durante todo el proceso sin sentir el dolor propio de una cirugía abdominal fuerte. Mi socia en los programas de educación al parto, Davi Kaur, cree que las epidurales pueden ser muy útiles en mujeres con un historial de abuso sexual a las que les cuesta conectar con determinadas áreas de su cuerpo implicadas en el parto. La epidural bloquea las sensaciones que para una mujer que ha conocido el abuso de su sexualidad y de su feminidad podrían resultar abrumadoras sin por ello restarle capacidad de dar a luz y crear un vínculo con su hijo lo más natural posible. La hipnoterapia y la meditación practicadas durante el embarazo también son herramientas útiles para sanar viejas heridas.

Si puedes tolerar las sensaciones del parto y éste avanza de forma normal, sugiero que te plantees si de verdad necesitas la epidural, puesto que el riesgo que implica supera con creces sus beneficios temporales. El mejor momento para hablar de esto con el médico es ahora, antes de salir de cuentas. Busca información médica, porque la tradición obstétrica se basa en el punto de vista médico. Te conviene tenerlo en cuenta.

Debes considerar algunos aspectos. Dado que la epidural altera la producción hormonal del cuerpo y la función de los neurotransmisores durante el parto, es posible que ralentice todo el proceso. Cuando el ritmo de desarrollo del parto baja, los médicos administran una forma artificial de oxitocina, Pitocin, para acelerar un proceso. Proceso que el cuerpo puede acelerar por sí mismo en la mayoría de los casos. La oxitocina aumenta la intensidad de las contracciones. Eso implica que cuando los efectos de la epidural desaparecen, la parturienta tiene que hacer frente a contracciones más fuertes que antes y sin la protección natural que proporcionan los opiáceos segregados por el cuerpo de manera natural. Y el cuerpo tendrá que recuperarse de eso como lo tendrá que hacer del dolor que produce la introducción de una aguja larga en la columna y la tensión de músculos y ligamentos que están implicados activamente en el parto sin que la mujer sienta cómo trabajan.

Pero lo que más me preocupa es lo que no se puede cuantificar o medir. Es cierto que la epidural amortigua las sensaciones pero también puede reducir la emoción. ¿Has tomado algún medicamento narcótico? Te da una falsa sensación de desapego y te sientes más observador que parte activa. La anestesia provoca la misma sensación entre la madre y el hijo durante el parto. Algunos estudios apuntan a que los niños que nacen de partos con epidural tardan más en aprender a mamar, lo que tiene lógica si pensamos que vienen al mundo con anestesia en sangre. El médico e investigador francés Michel Odent ha comprobado que la anestesia dificulta el contacto visual entre la madre y el hijo, un elemento crucial para la creación de un vínculo entre ambos. En experimentos realizados con ovejas, los investigadores observaron que las madres que daban a luz con epidural no sentían interés por el cordero y no lo cuidaban. Mirar a tu bebé a los ojos libera oxitocina en sangre. Si quieres sentir un "subidón", que sea de amor, del indescriptible e increíble amor que una madre puede sentir por su hijo y que hace palidecer cualquier otro sentimiento.

Pienso en Holly y en cómo le administraron la epidural por defecto en cuanto llegó al hospital. Entiendo que las madres que no han sentido jamás la dimensión de su fuerza quieran que las anestesien. Cuando no sabemos cómo lidiar con el dolor, lo más natural es que busquemos evitarlo. En nuestra cultura no se considera útil ninguna clase de dolor. Y si no disponemos de medios para encajar un dolor normal ni sabemos tolerar una cierta incomodidad, lo normal es que pensemos que algo anda mal. Pero si dedicas tiempo a conocer tu cuerpo y a descubrir el poder de tu mente, podrás lograr lo que te propongas. Podrás transformar el dolor en una sensación más. Dar a luz es una experiencia trascendente. Superar el parto sin la ayuda de anestesia te ayudará a sentir que tienes la fuerza para superar futuros retos. Cuando la mujer siente que está a cargo de su alumbramiento, se convierte en una madre más segura y elige en función de lo que más conviene a sus hijos, aunque eso la lleve a nadar a contracorriente con respecto a la sociedad. Descubre de lo que son capaces tu cuerpo y tu mente. Será mejor para tu bebé y para ti. Lo he comprobado en mí misma y lo he visto repetirse en muchas madres, año tras año. Después de pasar gran parte de mi tiempo "colgada", en la década de los sesenta, recé para que mi hija no pasase por eso. Ésa fue una de las razones que me llevaron a optar por un parto totalmente natural. Mi recompensa ha sido una jovencita sensata, de mente clara y corazón bondadoso que confía en sí misma y sabe quién es.

Una actriz alumna mía, Alex, dio a luz a una hermosa niña en el hospital. Ella era primeriza y el parto se alargó bastante, por lo que los médicos sugirieron el uso de la epidural. Ella rechazó la oferta y buscó una alternativa más personal para aliviar el dolor: con una mano acariciaba la espalda de su marido, que estaba a su vera, con lo que sentía que éste le transmitía su fuerza y, por otro lado, estiró el brazo y movió el pulgar en sentido circular, como hacemos en yoga para soltar miedos y superar cualquier prueba. Cerró los ojos y dirigió su mirada al tercer ojo. Al inhalar, pensaba en el sonido sagrado "Sat" y al exhalar, decía mentalmente "Nam".

Cuando tengas que decidir si ponerte o no la epidural, sopesa los pros y los contra y ten en cuenta tus circunstancias. Si dedicas tu energía a estar presente, todo lo demás funcionará.

MEDITACIÓN PARA SUPERAR EL MIEDO

Los ejercicios Kegel te ayudarán a fortalecer la zona de tu cuerpo que más trabajará durante el parto. Cuando vayas al baño, aprovecha para cortar el flujo de orina ocho veces, aislando así los músculos del canal del parto que van de los abdominales al recto.

Esta meditación te ayudará a superar el miedo cuando éste trata de adueñarse de ti:

- Siéntate en postura fácil, cierra los ojos y estira los brazos a los lados, paralelos al suelo.
- Dobla los dedos llevando las yemas a la base de la palma, con los pulgares hacia arriba.
- Mantén la espalda erguida y la mandíbula ligeramente metida.
- Inhala y empieza a girar las manos desde las muñecas, de manera que los pulgares vayan hacia arriba y hacia abajo, formando un círculo completo.
- Mantén los dedos bien doblados y sigue durante siete u ocho minutos acompañándote de una respiración poderosa. Si lo prefieres, puedes empezar con tres minutos. ¡Adquirirás el poder del que no siente miedo!

Meditación para superar el miedo

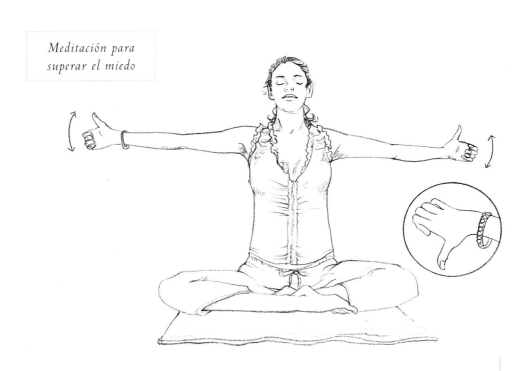

EL PARTO EN EL AGUA

La diosa griega del amor, Afrodita, nació en el mar, en la espuma que forman las olas al estrellarse con la blanda arena de la orilla. Esa imagen aviva mi imaginación y me recuerda que la fuerza natural de la mujer tiene que ver con la del agua, que es flexible pero incesante. La maternidad corresponde al signo astrológico de Cáncer, que es un signo de agua regido por la luna, que controla las mareas de los grandes océanos y las mareas emocionales y sentimentales de los seres humanos.

No es de extrañar, pues, que el elemento femenino por excelencia sea el medio ideal para dar a luz. Puedes darte un baño de agua caliente o dirigir el chorro de la ducha con objeto de aliviar el dolor muscular que provocan las contracciones en la parte baja de la espalda. También puedes formar parte de esa pequeña pero creciente minoría de parejas que decide tener al bebé en una bañera especial o incluso sumarte a los pioneros e ir a dar a luz en pleno océano, junto a los delfines. Yo nací bajo un signo de agua, Piscis, el pez. La simple mención del agua o pensar en ella me hace sentir bien. De haber sabido a mediados de los años ochenta que existía la posibilidad de dar a luz en el agua, mi hija Wa hubiese nacido en ese elemento.

El investigador y obstetra francés Michel Odent fue uno de los primeros en presentar los partos en agua como la mejor forma de llegar al mundo para el bebé. Al fin y al cabo, el feto ha estado nueve meses sumergido en un mar de líquido amniótico, bien sujeto a la placenta. Que su primer contacto con el mundo se realice en un medio cálido y familiar en lugar de a través del frío aire parece más que lógico. El agua es el elemento primordial. Nuestro cuerpo es en un 70 por ciento agua y nuestro planeta también.

En Rusia, un país con una alta tasa de mortalidad infantil en los hospitales que tienen ya de por sí una pésima reputación, ha surgido un movimiento femenino que anima a las mujeres a dar a luz en el mar Negro. En los talleres que imparto para pareja, muestro vídeos de partos en el agua y yo, al igual que todos los presentes, quedó fascinada por la increíble belleza que tiene ver a un bebé salir del vientre de su madre e ir hacia sus brazos. Lo más curioso es que los bebés no parecen ni sorprendidos ni asustados al entrar en el agua puesto que, al fin y al cabo, se trata del único medio que han conocido hasta la fecha.

Las ventajas para la madre también son considerables. Imagina lo ligera que te puedes sentir flotando en el agua que, de paso, limpia tu piel de sangre y fluidos tras el parto.

ABRE TU CORAZÓN

Esta meditación abrirá tu corazón y tu conciencia para que puedas admitir conceptos nuevos, descubrir nuevas posibilidades y ser más libre:

- Siéntate en postura fácil, coloca las manos en *gyan mudra* juntando el índice con el pulgar.
- Mueve los brazos como si nadases en el estilo mariposa. Es decir, ambos brazos están rectos y se mueven hacia delante y hacia atrás por encima de tu cabeza, formando un círculo completo, y empujando el agua con las

manos ahuecadas. Esto abre y activa el corazón, los pulmones, el diafragma, el sistema inmunitario y el sistema glandular.
- La respiración es honda y regular, siempre por la nariz. Continúa así de tres a cinco minutos.

REFUERZA
TU ALMA

Piensa en el embarazo como si fuese un campamento militar para tu alma, un tiempo de preparación para el desafío que supone el parto y el reto en curso de convertirte en madre. La diferencia entre un campo de entrenamiento militar y el embarazo es que, en el primero, te preparan para plantar cara (es decir, para luchar) y, en el otro, te preparas para rendirte (es decir, para amar). Si quieres un parto sin anestesia, en el que estés plenamente presente, tienes que cambiar la estructura de tu mente y de tu cuerpo. Todo el mundo siente miedo; no es muy original. ¿Pero qué vas a hacer al respecto? Tienes que hacer limpieza.

No te confundas. El parto es un reto. Es un trabajo. En la India, se dice que así como los hombres luchan al aire libre, con la espada y la lanza, las mujeres combaten en la oscuridad, tras puertas cerradas.

A veces, creo que el mayor reto que presenta el parto es que el embarazo llega tras años de relación con nuestra mente y nuestro cuerpo. Piensa en el mayor desafío que hayas vivido. ¿En qué pensaste? ¿Echaste a correr? ¿Lloraste? ¿Te asustaste? ¿Te enfadaste? ¿Todo a la vez? Necesitas averiguar cómo reacciona tu mente ante los desafíos de la vida cotidiana porque el parto es un desafío con mayúsculas. Eso es lo que es.

Dar a luz es como escalar el Everest. Necesitas un guía de confianza que conozca el camino y estar en forma. Y al igual que para escalar, no existen rutas mágicas, en el parto no existe una receta mágica, porque cada experiencia es distinta. La auténtica magia está en la capacidad que tenemos las mujeres para centrar nuestra atención. Hay un viejo dicho asiático que afirma: "Una mente centrada puede cortar el acero." Piensa en los practicantes de artes marciales que con un golpe de mano parten un montón de ladrillos. Si no ejercitas tu mente para que esté centrada, tendrás una mente dispersa que galopara en la dirección que más le convenga, como un caballo desbocado.

Si tienes que enfrentarte al parto sin tener conciencia de la grandeza de tu espíritu, lo más probable es que sientas miedo. Tienes que experimentar la grandeza de tu alma antes para que ésta te asista, al igual que un jugador de tenis tiene que practicar antes de ir al torneo de Wimbledon. No confíes sólo en tu mente, no es suficiente. No puedes dar a luz a tu hijo de manera intelectual. O te conviertes en víctima de tu mente o la dominas. Si la dominas, conseguirás la gloria y la victoria durante el parto. Dar a luz a un bebé es como correr un maratón o patinar sobre hielo durante las Olimpiadas: no se trata sólo de algo físico, intervienen la mente y las emociones. Si te esmeras por tener en el mejor estado posible esos tres aspectos, tu ánimo se pondrá por las nubes.

Recuerda que eres más fuerte de lo que nunca has sido. Eres más flexible y más intuitiva. Vivimos en una cultura que ha experimentado impresionantes avances tecnológicos en los últimos cien años, pero a menudo eso ha servido para debilitar el alma, la mente y el cuerpo. Antes cortábamos leña para calentarnos en invierno, ahora, sólo tenemos que dar a un botón para crear un entorno milagrosamente cálido aunque fuera sople el viento. El embarazo es el momento ideal para retomar el poder y recordar quiénes somos: parte de una larga y dorada cadena de mujeres que, a lo largo de milenios, han sabido crecer y sobrevivir. Somos fuertes, ¡somos mujeres!

La disciplina se podría definir como "un entrenamiento que desarrolla autocontrol y carácter". Aplica la disciplina a tu embarazo y entrarás con buen pie en el parto y en la maternidad. Como padres, tenemos la responsabilidad de educar a nuestros hijos para que adquieran autodisciplina y aprendan a crecer. Si son disciplinados, no necesitarán buscar fuerza ni soluciones fuera de ellos. Todos llevamos la disciplina en nuestro interior, forma parte de Sat Nam, es decir, de nuestra verdadera identidad.

Hemos de ser flexibles para disponer de espacio suficiente en nuestros pensamientos, cuerpos y mentes, que es exactamente lo que se requiere para criar a un hijo. Nunca estires tu cuerpo hasta el punto de hacerte daño, pero en cambio, en lo referente a tu mente y a tu espíritu, llévalos siempre más allá de lo que crees que puedes alcanzar. Esa actitud es lo que requiere de ti el parto y lo que necesitarás para ser madre. En ese ámbito, tu capacidad de expansión no conoce límites, es infinita.

En la década de los años sesenta, cuando empecé a practicar el yoga, nuestro maestro Yogui Bhajan solía decirnos: "Las mujeres son como águilas, siempre pueden volar más alto." Y es cierto.

MEDITACIÓN PARA DESPERTAR TUS PODERES OCULTOS

Cuanto menos miedo sientas, mayor potencial desplegarás. Con esta meditación, el universo se convierte en la madre y tú, en su hija. Pide y ella vendrá en tu ayuda.

- Siéntate en postura fácil y coloca las manos ahuecadas un poco por debajo del centro del corazón.
- Cierra los ojos y entreábrelos una décima parte y mira tus manos.
- Inhala hondo y canta en voz alta "Maaa", alargando el sonido. Se trata de un antiguo mantra que hace referencia a la nutrición creativa del Universo.
- Escucha cómo suena el mantra en las manos ahuecadas.
- Sigue durante once minutos.

Despierta tus poderes ocultos

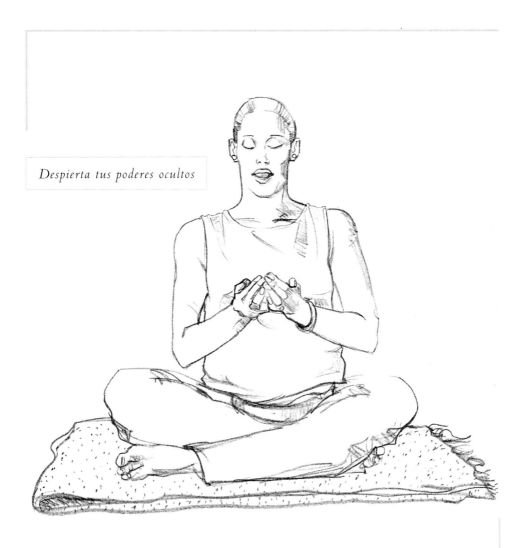

APRENDE DE TUS SUEÑOS

*Al principio
era el sueño.*

JOHN O'DONOHUE

Tienes que tener un sueño. No puedes simplemente esperar. Si no puedes soñar a estas alturas, es probable que se deba a que en algún lugar de ti el miedo ha creado un velo que impide que la luz milagrosa y misteriosa luzca a través de ti. La historia del alma que llevas en tu interior queda bloqueada y no puedes ver cómo saldrá ni cómo se manifestará en el mundo.

A menudo, los sueños que se tienen en esta fase son de gran importancia, aunque con frecuencia no entendemos su significado hasta tiempo después. Me viene a la mente la hermosa historia clásica india de la reina Maya, la madre de Buda. La reina no había podido concebir en veinte años. Hasta que, en una ocasión, en el séptimo día del Festival de la luna llena de mediados del verano, se tumbó a dormir una siesta y tuvo un sueño muy raro. Soñó que iba vestida con prendas divinas y la ungían con perfumes celestiales. Veía que un elefante blanco descender una colina, arrancaba un loto blanco con su trompa y entraba en la mansión dorada en la que ella estaba recostada. El animal le daba un golpe en el lado derecho y, de forma misteriosa, atravesaba su pecho. Se despertó y le contó a su marido el sueño y éste pidió a sus consejeros que le explicasen el significado del mismo. Los sabios de la corte le aseguraron que el sueño presagiaba una gran dicha: que engendraría un hijo que sería un gran rey o abandonaría todo el poder y se convertiría en el más sabio de los hombres. Y así fue, tras años de infertilidad, quedó embarazada de un varón al que llamaron Siddharta que significa "aquel que cumple sus metas". Más tarde, el hijo fue conocido en todo el mundo como Buda.

En ocasiones, recibimos mensajes y no les hacemos el debido caso. Nos decimos: "Lo debo haber visto en una película o algo así." Debes confiar en esos mensajes. Eres más intuitiva que nunca. ¡Cómo no habría de ser así! Tienes un alma distinta a la tuya en tu seno. ¡Sois dos almas en un solo cuerpo! Es normal que tengas que hacer frente a miedos que puedan surgir en sueños. Una de mis alumnas soñó varias veces que daba a luz, volvía a casa con el bebé pero, una vez allí, no le encontraba. En su sueño, rebuscaban en toda la casa y al final, se daba cuenta que le había tenido en brazos en todo momento. Su sueño expresaba un miedo que aflora con frecuencia en las madres primerizas. Te preguntas: ¿Sabré cuidar del bebé? La respuesta es sí; tienes todas las respuestas en ti.

Yo tuve una experiencia muy curiosa con los sueños. Tal y como ya he comentado, cuando Gurshabd y yo nos casamos, en 1982, queríamos tener hijos, pero no sabíamos si podríamos engrandarlos. En veinte años, no me había quedado embarazada a pesar de no usar nunca un método anticonceptivo. Nos casamos pensando que tal vez Dios no tuviese previsto darnos ningún hijo.

A los dos meses de casados, durante las meditaciones de la mañana, la *sadhana*, cada vez que cerraba los ojos, veía frente a mí unas extrañas figuras. Más tarde, alguien que entiende de estos temas me dijo que eran gnomos. Nunca había visto nada parecido. Era como si bailasen sobre mi frente y reían sin parar. Reían tanto que se revolcaban. Todos se parecían al enanito feliz de *Blancanieves y los siete enanitos* de Disney. Me daba la impresión de que, en medio de aquellas risas histéricas, querían decirme algo. Eran tan reales que sentía que, si alargaba la mano, podría tocarles.

De entrada, no entendía nada de lo que trataban de comunicarme, pero en un momento dado, empezaron a hablar más alto. Al final me gritaban al oído: "el 15 de mayo te quedarás embarazada." Esto ocurría un par de días cada vez que me levantaba temprano a meditar. Me resultaba tan extraño que decidí contárselo a mi marido. Sorprendentemente, él respondió: "Bueno, pues en lugar de poner en duda lo que dicen, ¿por qué no les crees?". Siguieron bailando ante mi frente cada mañana hasta que un buen día, me decidí a decirles: "Está bien, pequeños, ya que lo sabéis todo, ¿a qué hora me quedaré embarazada?". Me contestaron de inmediato, como si hubiesen estado aguardando la pregunta: "A las nueve de la noche." Después, no volví a verlos más. El 15 de mayo, estuvimos listos y alerta. ¡Y ése fue el día en que concebimos a nuestra hija!

Había una mujer en mi clase que iba cada día a la playa a caminar cuando estaba embarazada de su segundo hijo. Durante el paseo, imaginaba cómo sería su parto. Al final, la imagen se coló en sus sueños. Pero, en el sueño, la imagen era más viva y tenía más colorido. Y fíjate, el parto fue exactamente como lo había soñado: todo igual, hasta el color de la manta del hospital. Cuando sueñas despierta, las imágenes se graban en la psique de tu hijo, pero también puede ser que sea el bebé quien esté grabando esas imágenes en tu psique.

El famoso psicólogo Carl Jung creía que los sueños, las visiones y los estados alterados de conciencia se convertían en coincidencias dotadas de significado cuando reproducían un acontecimiento del presente, del pasado reciente o del futuro inmediato. Pensaba que esos sueños eran una prueba de que existía "un conocimiento inconsciente inmediato y previo". La tradición yóguica llegó a esa misma conclusión, sólo que cinco mil años antes.

A veces, te llamará la atención un poema, una música o un cuadro. Una obra de arte puede transmitir un mensaje a tu subconsciente si eres capaz de abandonar todo juicio y dejarla que siga su curso. Lo único que hacen los juicios es restar placer a la experiencia.

Los científicos han confirmado que en el vientre de la madre, el bebé duerme y se despierta, duerme y se despierta. ¿Cómo son los sueños de un ser que aún no ha nacido? Tal vez los sueños que tienes en esta fase del embarazo no sean sólo tuyos, ¡tal vez sean visiones que tu bebé comparte contigo!

MEDITACIÓN PARA TENER SUEÑOS PLACENTEROS

Se dice que quien practica esta *kriya* (este término significa "acción terminada") atrae hacia sí todo lo que precisa.

- Siéntate en una postura que te sea cómoda, pero con la espalda derecha; cierra los ojos y dirige la mirada hacia el tercer ojo.
- Enrosca la lengua formando una V y deja asomar la punta. Inhala profundamente a través de la lengua enroscada y exhala por la nariz. Esta respiración elimina los obstáculos mentales que te impiden intuir la verdad.
- Continúa ese ejercicio de tres a siete minutos.

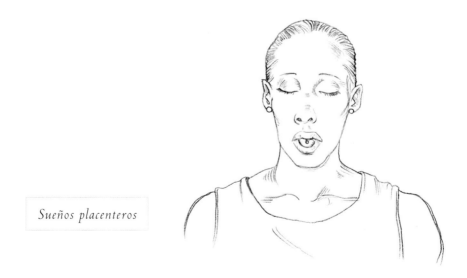

Sueños placenteros

EL TERCER TRIMESTRE

Confía en el Gran Espacio, creador de todo lo que existe; confiar ayudará a que el bebé avance, salga y llegue a tus brazos.

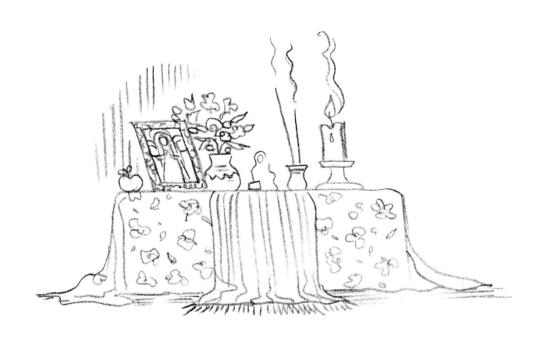

TIEMPO DE ENTREGA

La mayoría de las mujeres que acuden por primera vez a clase han elaborado un plan de acción. Me dicen: "Durante el embarazo, voy a levantar pesas, practicar Pilates, natación, yoga, seguir un curso de primeros auxilios y…" Me agoto sólo de oírlas relatar su agenda. Al final, al querer hacer tanto, se someten a tal presión que, en lugar de relajarse y liberar el cuerpo, lo tensan más.

Cuidar tu forma física es muy importante, pero, como ocurre con todas las cosas, conviene evitar los extremos. En una ocasión, tuve una alumna que era bailarina de *Cats,* un musical de Broadway. Llevaba toda la vida bailando; tenía una figura increíble, estaba ágil y caminaba derecha como un palo. Como no quería que su embarazo pusiese en peligro su forma física, siguió a pies juntillas un riguroso plan de entrenamiento. Su aspecto era estupendo, pero al llegar el momento de dar a luz tuvieron que practicarle una cesárea. El cuello del útero no se dilataba. Es posible que no pudiese relajarse y abandonarse lo suficiente. Su cuerpo, sobre todo sus músculos abdominales, estaban tan tensos y tirantes que, aun llegada la hora, no podía soltarse.

Caminar es, junto al yoga, uno de los ejercicios más beneficiosos para una embarazada. Existe una antigua creencia que afirma que para una mujer que camine ocho kilómetros diarios parir será tan sencillo y natural como lo es para la fruta madura caer del árbol en el momento preciso. En todo caso, lo que resulta evidente es que caminar de forma habitual te ayudará a sentirte más fuerte y a estar más en forma de cara al alumbramiento. Pero así como al inicio del embarazo no es fácil hacer más de una cosa, en el último trimestre ocurre lo mismo, porque el bebé es ya muy grande y el vientre, que suele estar tan bajo, complica los movimientos. Escucha a tu cuerpo.

A medida que se vaya acercando el momento del parto, empieza a soltar las riendas del afán de control. No hagas caso de concepciones inflexibles sobre fechas de salidas de cuentas y sobre cómo habrás de darse a luz. Cada niño tiene un día de nacimiento asignado por su destino. ¿Puede en verdad llegar "tarde" un bebé? ¡Pensar eso es insultar a Dios! ¿Llegar tarde a su propio nacimiento? Date un mes de gracia, dos semanas antes y dos semanas después de la fecha en la que sales de cuentas. Los niños nacen cuando deben, ni más ni menos.

Tu vida se verá reflejada en la forma en que des a luz y puedes contar con que los desafíos que te son propios surjan también en ese momento. ¿Eres la clase de persona que necesita controlarlo todo? Creemos que debemos controlar las cosas. Yo te sugiero que lo *dejes todo en manos del Universo y te limites a vivir el momento centrando tu atención en cada respiración*. En realidad, no necesitas hacer nada más. Cuando nos relajamos, lo que precisamos llega a nuestras vidas; al tratar de forzar las cosas, sólo conseguimos cansarnos enseguida.

Solemos acumular la tensión, el miedo y el estrés en los hombros. Coméntale a tu pareja o a la persona que te asista en el parto la conveniencia de que te toque los hombros durante el alumbramiento para recordarte que debes soltar tensión y relajarte. Es muy posible que, cinco minutos después, cambies de idea y le pidas que ni se te acerque; esos cambios de humor son naturales en un parto, que es un momento en el que nada nos aporta suficiente consuelo. Lo bueno de que alguien te toque los hombros es que éstos se relajan de manera automática, sin que tengas que pensar en ello. No somos conscientes de la cantidad de tensión que acumulamos en esa zona hasta que algo nos fuerza a fijarnos en ese hecho.

Desde que el parto pasó del ámbito doméstico al hospitalario, a las mujeres nos resulta mucho más difícil dejarnos llevar. De pronto, nos vemos rodeadas de extraños que hurgan, cortan y miran nuestras partes más íntimas. Como tratamos de ser educadas y modestas, no podemos evitar sentirnos molestas en cierto grado. Nos preguntamos: ¿Qué pensarán de mí? No estamos preparadas para algo así, no encaja con nada de lo que hayamos experimentado antes: estar tumbadas boca arriba, desnudas y en una posición totalmente vulnerable frente a perfectos desconocidos mientras nos disponemos a tener la experiencia más sagrada y elevada de nuestras vidas.

Empieza desde ahora mismo a despreocuparte de lo que los demás puedan opinar sobre ti. Sé tú misma. El instante del alumbramiento es un buen momento para empezar. Cuando el bebé sale, está cubierto de sangre, mucosidad y Dios sabe cuántas cosas más y *no nos importa lo más mínimo.* ¡Nos embarga una sensación de liberación tan grande! La creación siempre tiene un punto caótico, como ocurre después de un fuerte chaparrón; es imposible que todo esté limpio y pulcro. Una de mis alumnas dio a luz agachada y de puntillas. Después, me explicó que no lo había leído en ningún libro. La verdad es que no tienes idea de cómo darás a luz o qué sentirás en el momento preciso. Cuando, inmediatamente después de dar a luz a mi hija, mi marido me preguntó si quería vestirme, no sabía de qué me hablaba. No entendía cómo podía pensar en algo tan irrelevante. ¡Yo ni siquiera me había dado cuenta de que estaba desnuda!

No encontrarás nunca una mujer que te diga: "Tuve un parto idéntico al tuyo." Empieza a considerar que, tal vez, como mujer que eres, no necesitas hacer tanto, que quizás todas esas cosas que ves como imperativas no importan demasiado en realidad. Piensa en ti como en una creadora universal. Como dicen los sabios, a un río nadie le tiene que empujar, fluye por sí mismo.

MEDITACIÓN PARA CONFIAR Y SOLTARSE

Esta meditación es muy potente. Te ayudará a liberarte del miedo y del resentimiento y de todos los bloqueos mentales que dificultan la llegada del bebé. Aumentará tu confianza y te ayudará a soltarte.

- Siéntate en postura fácil y estira los brazos, paralelos al suelo, con las palmas mirando hacia abajo.
- Separa los dedos de ambas manos y une índice y corazón, y anular y meñique. El pulgar está relajado.
- Cierra los ojos y respira tranquilamente durante siete minutos.
- Al acabar, inhala hondo, retén el aire, estira los brazos y tensa todo el cuerpo. Exhala y repite la secuencia dos veces más.

Confía y suelta

EL ARTE
DE (NO)
DORMIR

Muchas embarazadas se acercan a mí en el tercer trimestre con la esperanza de que les dé una solución mágica para poder dormir bien por la noche con una barriga ya muy voluminosa. Suelo decirles para consolarlas: "Así, cuando nazca el bebé, ya estarás bien entrenada." La clave para tu tranquilidad es aceptar no poder dormir de un tirón en lugar de resistirte a la idea.

Aprovecha esos momentos de desvelo para hablar con tu bebé. En las tradiciones más antiguas se dice que si una madre quiere que su hijo tenga buena educación, debe hablarle durante el *amrit vela*, es decir entre 3 y 6 de la mañana. Son las horas de ambrosía, un tiempo durante el cual los rayos del sol inciden a sesenta grados por debajo del horizonte. Es el momento en el que el velo que separa nuestra mente consciente y nuestro rico inconsciente se levanta. Tal vez incluso el bebé nos despierte para que podamos levantar mejor ese velo.

Una leyenda hindú cuenta lo siguiente: en una ocasión, estalló una enorme batalla y las fuerzas de Arjuna, el gran discípulo de Krishna, el Señor, se encontraron rodeadas por el enemigo y sin Arjuna, que había partido a otro frente. Las tropas estaban desesperadas y no sabían cómo romper el círculo enemigo que las rodeaba, de modo que le preguntaron a Krishna qué debían hacer. Éste les contestó que Arjuna había inventado una estrategia de combate llamada "chakra" y que si alguno de los soldados lo conocía, podría liderar las tropas y vencer al enemigo. El hijo pequeño de Arjuna se levantó y dijo: "¡Yo sé qué debo hacer!". Nadie le creyó. "¿Cómo vas a saber qué hacer?", preguntaron. Él les respondió: "Un día, cuando estaba en el vientre de mi madre, mi padre le estaba explicando que había un sistema que sólo él conocía. Ella le preguntó en qué consistía y él le explicó cómo formar al ejército y cómo dirigirlo. Yo lo oí todo desde el interior de mi madre." La leyenda tiene un final triste: el hijo había aprendido cómo hacer avanzar a las tropas pero no cómo hacerlas retroceder porque su madre se había quedado dormida durante el relato de su padre y éste nunca había terminado de contarle la estrategia. En aquella batalla, cayó prisionero y murió. ¡Ojalá su madre hubiese sido capaz de no dormirse!

Solemos pensar que existe un único modo de hacer las cosas. Pero en lo referente al sueño, el secreto pasa por dar muchas cabezadas. Una alumna que era bailarina profesional me explicó que en su profesión se utilizaba la "cabezada del bailarín". Consiste en lo siguiente: la persona se sienta o se tumba y eleva las piernas por encima de la altura del corazón; y así, permanece con los ojos cerrados quince minutos. Y recuerda que unas rodajas de pepino en los ojos y unas gotas de aceite esencial de lavanda en las sienes y en el tercer ojo te ayudarán a relajarte. Tendrás ocasión de reducir la tensión del cuerpo y restablecerte, pero procura no caer en un sueño profundo ya que, de lo contrario, te sentirías incómoda y mareada al abrir los ojos. Esto te preparará para el tiempo que sigue al nacimiento de tu hijo, un tiempo en el que tendrás que dormir cuando tu bebé lo haga.

PRÁCTICA PARA UN SUEÑO TRANQUILO: LA MEDITACIÓN DEL CISNE BLANCO

Antes de irte a dormir, prepárate un agradable baño caliente con velas y unas gotas de aceite esencial de lavanda en el agua. Después de bañarte, ponte ropa cómoda y siéntate en postura fácil. Esta meditación se llama del cisne blanco; se usa desde hace eones como una de las más sagradas y secretas meditaciones yóguicas avanzadas.

- Cierra las manos en puño.
- Coloca los puños con el anverso de la mano hacia ti y las palmas hacia fuera, a unos quince o veinte centímetros del punto entre tus cejas.
- Estira los pulgares, júntalos y apriétalos el uno contra el otro hasta que se queden blancos. La presión no ha de ser fuerte sino firme.
- Deja que la articulación del dedo se relaje y se doble hacia atrás hasta donde puedas.
- Fija un instante la mirada en la punta blanca de los pulgares y, después, cierra los ojos y contempla esa imagen de las yemas blancas.
- Empieza a respirar largo y profundo; cuando inhales, di mentalmente "Sat" y, cuando exhales, "Nam".
- Empieza meditando cinco minutos y, luego, ve subiendo progresivamente hasta llegar a once minutos, cuando tu capacidad de concentración haya mejorado.
- Después de esta meditación, métete en la cama. Dormirás como un lirón. ¡Buenas noches!

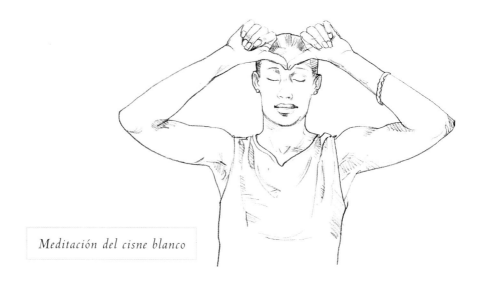

Meditación del cisne blanco

CONFÍA EN TU PAREJA

*La confianza
es la esencia del amor.*

YOGUI BHAJAN

En una ocasión, vino una alumna a mis clases de yoga prenatal embarazada de seis meses de su segundo hijo y visiblemente turbada. "Me preocupa tanto tener este hijo", anunció. De entrada, supuse que sería por algún problema médico. Tal vez sus análisis no hubiesen salido bien. Ella me explicó que no se trataba de eso, se echó a llorar y me aclaró: "Es por mi marido."

Le pregunté si habían roto, pero tampoco se trataba de eso. El problema era que a medida que se acercaba el momento del parto, ella dudaba de que su marido, que era un psiquiatra del que ella estaba muy enamorada, no fuese un gran apoyo. "Cuando nació nuestra primera hija", me explicó, "se pasó todo el parto tecleando como un loco en el ordenador portátil lo que sentía y lo que ocurría. ¡No podía dar crédito! Era peor que no contar con su ayuda directamente porque, además de tener que lidiar con mis miedos durante el alumbramiento, tenía que estar pendiente de sus sentimientos. ¡Me sentí fatal!"

Sin duda, cuando pretendemos que la vida no sea como es, sólo conseguimos sentirnos fatal. Tener una idea clara de quién es tu pareja y no dejarte llevar por la fantasía te ayudará a evitar rabias y decepciones fuera de lugar. Ten en cuenta que él no es mujer, por lo menos no en esta vida. El ensayista neoyorquino Phillip Lopate dijo, en una ocasión, en un artículo referido al nacimiento de su hija Lilly, en clave de broma: "Cuando llega la hora del alumbramiento, todos los hombres somos como José."

Y no se trataba de que el marido de Naomi, mi alumna, no la quisiese con toda su alma, era que no sabía cómo encajar lo terriblemente impotente que se sentía al verla sufrir. Recuerda que, para la mayoría de los hombres, el dolor es siempre algo negativo, mientras que las mujeres, que sufrimos a menudo dolores menstruales, tenemos más integrado que el dolor es, a veces, simplemente parte de un proceso. En el caso de Naomi, la solución estaba clara: para el parto de su segundo hijo contrató a una comadrona cuya única función era asistirla durante el alumbramiento. El marido se sintió liberado y se encargó de cuidar a la hija mayor durante el parto. Así, pudo hacer de padre fuerte y ayudar a su mujer de la mejor manera posible.

Otra de mis alumnas sentía que a medida que su barriga crecía, su pareja se distanciaba más y más de ella. Cuando empezaron las contracciones, él se marchó porque había quedado con sus amigos y la dejó sola en casa. El parto llegó más rápido de lo que jamás hubiese imaginado. Tuvo que llamar a la comadrona porque él no estaba en casa. Hubo complicaciones y tuvieron que llevar corriendo al bebé al hospital porque tenía agua en los pulmones. Como la madre no estaba en condiciones de acompañar a su hija, fue el padre, que ya había vuelto por aquel entonces, quien la llevó al hospital. Una vez allí, se sintió totalmente superado. Veía cumplida su peor pesadilla: el no ser capaz de cuidar de su propia hija. Era debido a aquel miedo interno por lo que había dejado sola a su mujer durante el parto. El bebé se recuperó de inmediato, pero, para aquel hombre, hubo un antes y un después. A partir de aquel momento, se volcó en su pareja e inició un camino de descubrimiento personal. Creo que aquel día el bebé creó las circunstancias que el padre necesitaba para comprometerse con su familia.

Debes entender que elegiste a tu pareja por algo. Suele ser tu polaridad, tu contrario necesario. No esperes que sea como tú. De hecho, si lo fuera, te volvería loca. Él no puede encarnar la energía femenina, déjale que se ocupe de lo que realmente está en su mano hacer bien. Si la mejor manera en que un hombre puede mostrar su amor es aportando dinero y garantizando que su familia tenga una vida cómoda, ¡contrata a una buena asistente para el parto!

Lo cierto es que la mayoría de los hombres no soporta ver sangre, sea la suya o la de otro. Una de mis alumnas, que es hematóloga, siempre explica que ha perdido la cuenta de la cantidad de veces que ha visto a un hombre marearse y perder la conciencia durante una extracción de sangre. Imagina pues cuál puede ser su primera sensación ante el glorioso caos que supone un nacimiento. A menudo, los hombres están tan angustiados por asistir al parto que sienten el dolor como si fuese suyo y animan a sus mujeres a que utilicen anestesia porque no quieren verlas sufrir más allá de lo indecible. No olvides que ellos lo ven todo de un modo diferente. Las mujeres somos dieciséis veces más intuitivas que los hombres. No te enfades con tu pareja por ello, tenéis cualidades distintas. Ellos sólo pueden ocuparse de una cosa a la vez. Las mujeres podemos pensar en seis cosas a la vez y simultanear tres tareas. Nosotras podemos abarcar mucho y ellos, muy poco. ¡Pero podemos querernos precisamente por ser diferentes!

Sé que he dicho en muchas ocasiones que no es posible que un libro te enseñe lo que significa estar embarazada y dar a luz, pero con los hombres ocurre exactamente lo contrario. Sin información, se sienten perdidos. A lo largo de la Historia, los hombres no han asistido a los partos. Ésta es la primera generación de padres en participar de forma tan íntima en el proceso. En el curso que damos a las parejas, les explicamos a los padres que forman parte de una nueva estirpe de hombres que deben acompañar a la nueva alma durante su llegada. Sólo eso, el hecho de que el bebé se encuentre con su padre y su madre unidos en el momento de nacer, puede incrementar la paz en el mundo. Parece una tontería, pero ¿por qué no habría de ser así? Que en lugar de que te reciba alguien a quien no has visto en tu vida (como, por ejemplo, un médico) lo hagan tus padres y que éstos te puedan abrazar enseguida, ¡tiene que marcar una diferencia! ¿Cómo un hombre que ha visto tal escena al llegar a la tierra podrá después empuñar un arma contra otro? Éstos son los niños de la Era de Acuario.

Sugiere a tu pareja que lea artículos sobre el tema o que busque información en Internet. Confía en que tu pareja proveerá y le ayudarás a tener la fuerza necesaria para hacerlo. Inspírale para que busque la excelencia. Te diré algo, a lo largo de los años, he oído a muchas mujeres decir: "Mi marido estuvo increíble. Estuvo en el parto y me ayudó, me dio ánimo sin tener miedo. Fue un auténtico consuelo para mí. Me dejó impresionada. Ahora le veo con mayor respeto y admiración."

Haz de manera que él sienta que es exactamente lo que necesitas y que lo que te aporta es lo que precisas. Pasad tiempo juntos, sin hacer nada especial. Escuchad el latido del corazón del bebé. Pídele que le lea cuentos al bebé. Cantad. ¡Aprended una lengua extranjera, contad chistes! Comportaos como una familia también en estos momentos.

MEDITACIÓN PARA LA PROSPERIDAD

La siguiente meditación para la prosperidad viene de una tradición muy antigua.

- Sentaos en postura fácil, el uno frente al otro, con las rodillas en contacto.
- Colocad las manos estiradas delante del pecho, con los codos doblados a los lados del cuerpo.
- Empezad con las palmas mirando hacia arriba, con los pulgares apuntando hacia fuera y los índices en contacto. Luego, giradlas boca abajo con las manos pegadas la una a la otra.
- Id alternando el movimiento cantando el mantra "Har, Har, Har" con la punta de la lengua situada justo detrás de los dientes. ¡Siete minutos de esta meditación os aportará abundancia en todos los sentidos!

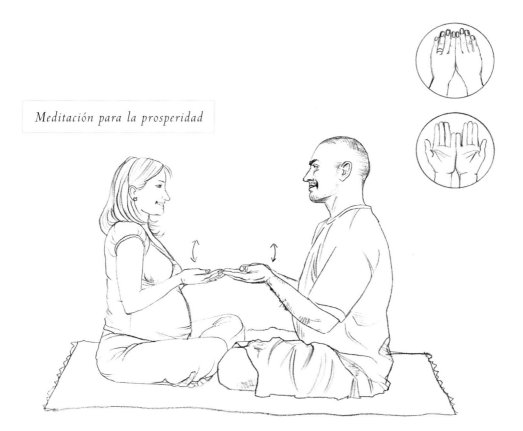

Meditación para la prosperidad

REDEFINE
TU IDEA
DEL DOLOR

Toda la vida, hasta ahora, hemos identificado el término "dolor" con algo malo, con un daño físico. Pero el parto no es un daño físico: ¡el cuerpo de la mujer está concebido para ello! Es preciso cambiar el vocabulario. En lugar de hablar de "dolor", podríamos usar el término "sensaciones". Bueno, está bien, "sensaciones intensas". La palabra "sensación" sugiere que debemos prestar atención porque está ocurriendo algo importante pero no presupone que se trate de algo incorrecto o inadecuado.

Con frecuencia pienso que la idea de que el parto es un proceso doloroso y terrible viene del hecho de que en Occidente solemos acudir al hospital para tener a nuestros hijos y los hospitales son centros creados para asistir a los enfermos, curar males y atender heridas. La medicina suele plantear el parto como una catástrofe en potencia, no como un acontecimiento dichoso. Fíjate en algo: una mujer embarazada es el único paciente de un hospital que acude a él porque algo va bien, ¡no porque va mal!

¿Qué provoca el dolor durante el parto? Los ligamentos del útero se alargan. El propio útero y los músculos que lo rodean se dilatan y el bebé presiona el cuello del útero, la última vértebra de la espalda y el canal del parto. Si te dices a ti misma que esas sensaciones son dolorosas, impedirás cualquier otra lectura de las mismas. Te aconsejo que recuerdes la diferencia entre el dolor y el estar ante un desafío. El dolor sólo lleva al dolor, hacer frente a un desafío conduce a una sensación de victoria final.

Si piensas en el parto como un proceso doloroso que no parece terminar nunca, te sentirás superada. Pero no es así. En lugar de buscar cosas que te distraigan del dolor, es preferible que te metas de lleno en tus sensaciones, que las recibas como algo positivo porque cada contracción te acerca al momento en que tendrás al bebé en tus brazos. Bucea en tu interior y encuentra una actitud meditativa. Así podrás hacer frente a cada momento concreto. A veces sentirás dolor pero otras veces la sensación será distinta, y eso supone una gran diferencia.

Imagina que estás en la punta de un trampolín. Bajo tus pies, está el trampolín y, luego, el agua. Entre el momento en el que tus pies abandonan la rugosa superficie de la tabla y llegan al agua fresca, hay un instante vacío. Si buceas en ti misma, encontrarás esos espacios de calma, de vacío, en medio del parto. ¿Cómo? A través de la respiración. Inhala pensando "Sat" y exhala pensando "Nam".

De hecho, lo que creas sobre el dolor condicionará lo que sientas. Si te dices a ti misma "Esto es horrible, no lo puedo soportar", lo más probable es que todo te parezca mucho más duro que si te dices que no es para tanto. Como además, de manera instintiva, asociamos el dolor con el peligro, creeremos que el parto es algo peligroso y que para hacerle frente necesitamos ayuda externa como la que aporta la anestesia. Si aprendemos a asociar las sensaciones del parto con el anuncio de una poderosa transformación, lograremos cosas sorprendentes.

La forma en que nuestra cultura interpreta el dolor nos influye notablemente. Nos bombardean con el mensaje de que hay que evitar el dolor a toda costa y claro, eso, en el ámbito personal, da pie a miedo, dudas y a una incapacidad para ocuparnos de nuestro propio parto y, de hecho, de nuestra propia vida. Toda la empresa farmacéutica se basa en esa idea.

Formamos parte de este gran Universo. Si puedes conectar con esa idea, podrás conectar con tu cuerpo, entender que es un instrumento de vida y podrás, entonces, conectar con tu capacidad de dar a luz. Meditar mucho te cambiará no sólo de cara al parto sino durante el resto de tu vida. Confía en el Gran Espacio, creador de todo lo que existe; esa confianza es lo que ayuda al bebé a avanzar, salir y llegar a tus brazos.

MEDITACIÓN PARA PREPARARTE PARA EL PARTO:
OLVIDA EL MIEDO, ACEPTA EL DESAFÍO

Esta meditación barrerá el miedo de tu pecho, tu corazón y tus pulmones y lo sustituirá por amor y optimismo.

- Estira los brazos a los lados, con las palmas mirando hacia los lados, como si fueses un guardia de tráfico parando coches en un cruce.
- Al inhalar, sube los brazos por encima de la cabeza, formando un arco; las palmas se cruzan ligeramente delante de la cabeza pero no se tocan.
- Al exhalar, baja los brazos hasta la postura inicial. Repite el ejercicio pero esta vez, al subir los brazos, cruza las manos por detrás de la cabeza. Sigue durante dos minutos. Con la práctica, ve incrementando la duración hasta llegar a siete minutos.

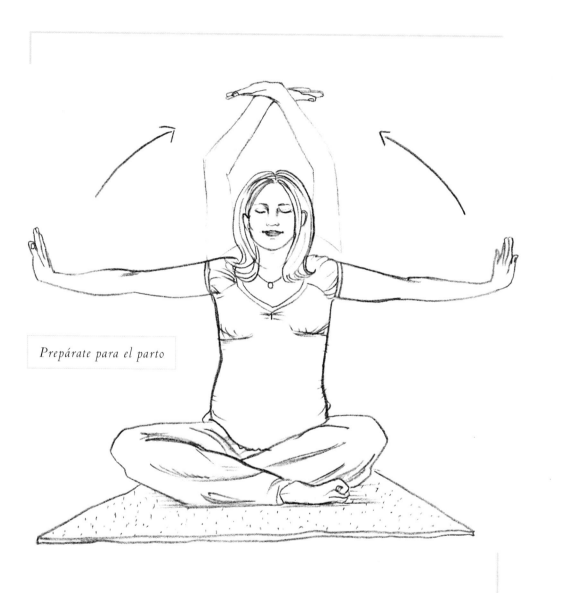

Prepárate para el parto

A LA ESPERA DEL PARTO

El parto es como el tiempo, impredecible.

La fecha de salida de cuentas es un número imaginario que no ha sido creado por Dios. Es algo que nos atrapa, pero lo cierto es que tu cuerpo se pondrá de parto cuando esté listo. A cada bebé le corresponde nacer en un determinado momento y lugar, de lo contrario, el Universo no tendría sentido. Es como una puesta de sol en verano. ¿Acaso nos sentamos en el porche de una casa, al atardecer, y nos preguntamos si se pondrá o no el sol? ¡Por supuesto que no! Sabemos que lo hará y por dónde lo hará; incluso sabemos cuándo lo hará. Existe un orden divino que marca cuándo un alma debe llegar a la Tierra.

El alma habrá de encarnarse, de respirar por vez primera, cuando las estrellas y el cielo tengan una determinada configuración. Los tibetanos creen que, sin importar la fecha de salida de cuentas, un bebé sólo llega al mundo cuando la estrella bajo cuyo signo ha de nacer está brillando. El Universo no se rige por el azar, somos nosotros los que elegimos al azar las fechas de salida de cuentas. Si das demasiada importancia a la fecha de salida de cuentas, terminarás sintiéndote decepcionada, asustada y con una sensación de fracaso. Pensarás que algo va mal.

Y en lugar de dejar que las cosas ocurran, nos ponemos a pensar en qué hacer para forzar el parto.

Los bebés siempre encuentran la forma de nacer cuando quieren. Una de mis alumnas, cuando le faltaban cinco días para salir de cuentas, me explicó que tenía una larga lista de asuntos que atender antes de poder dedicarse por completo a dar a luz: tenía que realizar unos gráficos para el trabajo, comprar muebles, comprobar sus estados de cuenta y un largo etcétera.

—¿Cuándo puedes terminar todo eso? —le pregunté.

—Mañana —respondió.

—Está bien —proseguí—. Pues hazlo. Apuesto lo que quieras a que el bebé no vendrá hasta que estés en su misma frecuencia. Eso significa que tienes que bajar la velocidad, tomarte tu tiempo, dormir, dar un paseo y esa clase de cosas. El bebé esperará hasta que estés en ese estado. A los bebés no les gusta llegar cuando su madre está demasiado ocupada para hacerles caso.

Suelo decir a las madres que están a punto de dar a luz que tienen los ojos vidriosos. Incluso, en ocasiones, les recomiendo que dejen de conducir y permitan que otros se ocupen de hacer los recados. Es sabido que, cuando la madre tiene esa mirada, el bebé está a punto de llegar. Las mujeres son entonces como esas calabazas decoradas con una vela dentro. Cuando se enciende la vela, la sencilla calabaza se transforma en algo espectacular.

Siempre queremos programarlo todo. ¡Olvídalo! Limítate a cuidar de ti y del hijo que llevas dentro que se está preparando para su viaje de nacimiento. Quiero que elabores una lista de las cosas que NO vas a hacer. Piensa qué puedes hacer para estar más relajada. ¿A quién le importa que hayas dormido doce horas si necesitas dormir aún un poco más? En estos últimos meses, tendrás momentos de gran cansancio y momentos en los que te sentirás llena de energía. Acostúmbrate a las fluctuaciones; te prepararan para la maternidad. Porque así será después; unas veces tu bebé comerá muy bien, y otras no. En ocasiones, querrá que le cojas en brazos y, en otro momento, preferirá que le dejes tranquilo y libre. Los bebés a veces duermen y a veces no. ¿Te haces a la idea? El embarazo es un periodo de prácticas que te prepara para lo que ocurrirá en los siguientes años de tu vida.

Habla con tu hijo. Recuerda que estáis unidos mental, espiritual y físicamente. Por eso, no hay nada más poderoso que una madre orando por su hijo. Cuando quieras estar con tu bebé, cierra los ojos y orienta la mirada hacia el tercer ojo, que corresponde a la glándula pituitaria, denominada glándula maestra porque es la encargada del equilibrio hormonal. Ahí se encuentra la línea directa con tu útero. Si permaneces en calma, podrás intuir lo que piensa y siente tu bebé.

Es sabido que mantener relaciones sexuales y pasear —¡No necesariamente en este orden!— ayuda a acelerar el parto. Si realmente quieres dar a luz pronto, pasa tiempo con bebés y niños. Abrázales, juega y ríe con ellos. Eso hará que la oxitocina se dispare en tu cuerpo. Es como si los otros niños llamasen a tu hijo y le enviasen un mensaje tranquilizador: "¡Aquí fuera se está bien! ¡Sal y ven a jugar con nosotros!". Hace unos años, preparamos una cena para celebrar el cumpleaños de mi esposo. Invitamos a una embarazada que estaba a punto de salir de cuentas. En la fiesta había cuatro o cinco niños pequeños y unos cuantos bebés. Yo quería que los tuviera a todos en brazos. No fue muy difícil, porque los niños sentían fascinación por ella y no la dejaron sola en toda la noche. Cuando regresó a casa, ¿qué ocurrió? ¡Se puso de parto!

MEDITACIÓN PARA HACER MIENTRAS ESPERAS AL BEBÉ

Haz esta kriya de Venus con tu pareja o con la persona que te vaya a asistir durante el parto.

- Sentaos el uno frente al otro, con las rodillas en contacto y mirándoos a los ojos.
- Juntad las palmas y los dedos.
- Empuja la mano de tu pareja alternado los brazos de manera que uno vaya hacia delante cuando el otro vaya hacia atrás, como si remaseis en una barca. Con el movimiento, canta:

Rema, rema, rema en la barca
Río abajo
Feliz, feliz, feliz, feliz
La vida no es más que un sueño.

- Fíjate en lo que dices al cantar. Eso te recordará la importancia de fluir con la corriente.
- Sigue de tres a cinco minutos. ¡Diviértete y ríe! Recuerda que tu bebé también oirá la canción.

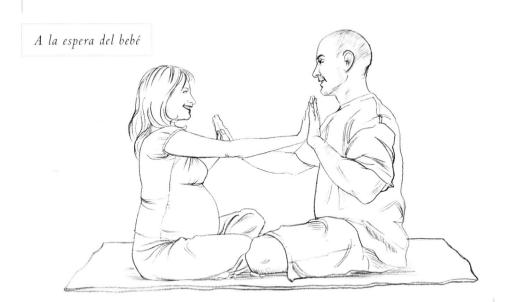

A la espera del bebé

EL PARTO

*Como mujer, tu espíritu
posee todo
el conocimiento y
la fuerza que necesitas
para dar a luz
y alimentar
a tu hijo.*

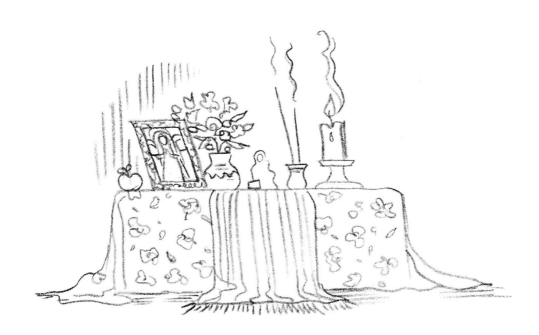

QUÉ NECESITA UNA PARTURIENTA

Todos los años, por Navidad, los cristianos cuentan una de las más grandes historias de un nacimiento protagonizada por una joven llamada María. María dio a la luz una noche estrellada, en un pesebre de Belén, rodeada de animales, a Jesús, cuyo mensaje de paz y amor sigue inspirando, aún hoy, al mundo. La historia de la llegada de Buda también es muy hermosa. Su madre, la reina Maya, se encontraba en el jardín de Lumbini y se puso de parto cuando trataba de alcanzar una rama llena de flores. Sus asistentes la encontraron bajo ese árbol florido, con el niño en brazos.

Una de las cosas que esos nacimientos divinos tienen en común es que sus madres dieron a luz en un lugar privado, tranquilo y natural, lejos de miradas indiscretas y de rostros extraños. Esos nacimientos, ocurridos hace miles de años, están de acuerdo con las necesidades que, según los investigadores actuales, tienen las parturientas.

Cuando una mujer se pone de parto, su estado de conciencia cambia. La glándula pituitaria que corresponde al tercer ojo es la parte del cerebro más activa junto con el hipotálamo. Ambas son las partes más profundas y antiguas del cerebro, las que compartimos con el resto de mamíferos. Las personas que han estado con una parturienta suelen explicar que sienten que está en otro planeta, y así ha de ser para disminuir la influencia del neocórtex cerebral. Los elementos que interrumpen el parto como, por ejemplo, una descarga de adrenalina, proceden precisamente del neocórtex, que es la parte más intelectual del cerebro. Así, durante el parto, la mujer ha de evitar la estimulación de esa zona de su cerebro.

¿Y qué provoca esa estimulación? Por un lado, el habla. Por ejemplo, tener que responder a preguntas. Por otro, las luces intensas y la sensación de estar siendo observada. Deja la cámara de vídeo en casa y si tienes un embarazo normal y el parto transcurre con normalidad, plantéate la posibilidad de renunciar al uso de un monitor para controlar la actividad fetal. Apaga la luz y cierra los ojos. Y ora. En ese momento, todo lo que necesitas es trascender tu personalidad, interiorizarte, actuar con humildad y sentirte agradecida por la maravillosa experiencia humana que vas a vivir.

Si estás en casa, tienes un mundo de posibilidades. Podrás encender velas, poner música, ir a la cocina, caminar por el patio, mirar el cielo u ¡oler las rosas de tu jardín!

Por mucho que leas, no podrás anticipar cómo será tu parto. El mejor libro es el que llevas escrito en tu interior. Cuanto más lo leas, y mejor te conozcas, más fuerte te sentirás para dar a luz. Tu cuerpo te dirá: "relájate, sé lo que hay que hacer."

MEDITACIÓN PARA USAR LA ENERGÍA DE LA MADRE TIERRA

- Siéntate en el suelo en una postura cómoda, tanto en un interior como en un exterior, directamente sobre la Tierra. Dirige la mirada hacia arriba. Al inhalar, siente que extraes energía de la madre Tierra y que ésta sube por tu espalda.
- Al exhalar, siente que la energía desciende por tu espalda y vuelve a la Tierra.

- Repite el ciclo durante siete minutos. Piensa en "Sat" al inhalar y en "Nam" al exhalar.
- Abraza tu barriga, el hogar de tu hijo, con los brazos. Siente que la Madre Tierra crea un espacio para ti y para tu bebé, que está dispuesta a ayudarte y a elevarte si se lo pides.

Escribo esto mientras me adentro en el valle de Río Grande, en Nuevo México, para acudir a la celebración del solsticio de verano. Y la siento tan profundamente. Las estrellas brillan en el cielo. Camino a la luz de la luna y siento su inmensidad bajo mis pies. Y en este instante, siento que todo es posible. Los titulares de los periódicos, la CNN, todos los traumas del mundo han desaparecido. Esta meditación te ayudará a sentirte así, te encuentres donde te encuentres, en Nueva York o en Tucumcari, Nuevo México.

¿QUIÉN ASISTE A LA MADRE DURANTE EL PARTO?

No se necesita a todo el pueblo para tener un hijo. Claro, *educar* a un hijo es un asunto muy distinto, pero para dar a luz, rodéate sólo de personas que no sientan miedo ni puedan transmitírtelo. Protégete a ti misma y a tu hijo(a) de tensiones innecesarias no invitando a nadie a la fiesta…

Cuando te sientas cansada y dolorida, dudes de tu capacidad y estés a punto de perder la fe en ti y en tu verdadera naturaleza, necesitas encontrar a tu alrededor rostros que te ayuden a recordar la verdad y a recuperar la confianza. En una ocasión, presencié un parto en el que aparecieron todos los familiares de la madre: su madre, sus hermanas, sus hermanos, sus tías y hasta unos cuantos primos. Puede que funcione en ciertos casos, pero, en aquella ocasión, fueron en calidad de espectadores y la parturienta se vio en la obligación de hacer de anfitriona, procurando que todos se sintieran a gusto y comiesen y bebiesen a sus anchas. Eso hizo que se distrajese y no conectase con la experiencia del alumbramiento y no empezó a dilatar y a centrarse hasta que pedimos a todos que aguardasen en la sala de espera.

Recibir apoyo durante el parto puede hacer de éste una experiencia muy distinta. La *doula*, o partera, es una figura fundamental que ejerce de abogada de la madre. Ella se encarga de preservar lo sagrado del espacio y de dar ánimos a la madre cuando ésta flaquea. *Doula* es un término griego que significa "la que hace de madre de la madre". La presencia de una doula puede acortar la duración del parto, reducir la necesidad de anestesia o eliminarla por completo y baja considerablemente la tasa de cesáreas. Recientemente, recibí una carta de una alumna, Cynthia, que ilustra a la perfección este asunto. Dice lo siguiente:

"… No encuentro palabras para expresar lo buena doula que ha sido Carmen. Estuve de parto durante treinta y ocho horas, porque mi cuerpo se tomó su tiempo para dilatar. Lo creas o no, sé que sin Carmen hubiese tardado el doble. Tiene titulación para realizar exámenes internos a las clientas en sus hogares. Su habilidad para masajear el cuello de mi útero hizo que la dilatación aumentase de centímetro en centímetro, lo que supuso una importante ayuda para mi cuerpo. Ahora, en retrospectiva, entiendo lo útil que era aquella técnica porque cuando fui al hospital, con una dilatación de seis centímetros, todo cambió. Sin embargo, gracias a la experiencia de mi médico y el apoyo constante de Carmen, tuve el parto que había soñado. No restaría una hora a mi parto por nada del mundo. Cada paso me enseñó algo valioso sobre mí misma, y todos ellos tenían sentido dentro del gran marco de conjunto."

En el transcurso de un seminario en Nueva York, una alumna se me acercó y me explicó que había tenido un bebé hacía un año y medio. Me contó cómo había ido su parto, una historia que refleja algo muy habitual en nuestros días. Al llegar al hospital, no había nadie que se ocupase de abogar por ella. Hacía cinco días que había salido de cuentas, según los médicos. Pero cabe recordar que se considera que dos semanas antes o dos semanas después de la fecha estimada es normal. Los bebés necesitan ese mes de margen para nacer cuando quieren.

En fin, le hicieron una ecografía y descubrieron que el nivel de líquido amniótico era bajo, de modo que no la dejaron marchar y le indujeron al parto de inmediato. Pasó de la oxitocina a la epidural y, al final, terminó con una cesárea. Si te dicen que tienes poco líquido amniótico pero que no hay sufrimiento fetal, ve a casa, bebe mucha agua, come fruta y pepinos y observa el resultado. En algunos casos, el líquido vuelve a un nivel normal. ¿Qué sentido tiene inducir al parto si no es imprescindible? Pero aquella joven madre no lo sabía.

Muchas veces, durante el parto en el hospital, el equipo médico le hace preguntas a la madre. Necesitas iniciar el proceso de interiorización para acceder a la parte atávica y precognitiva de tu cerebro, que es la que da las órdenes para el alumbramiento. Cada vez que algo te vuelve a traer a la superficie, frena ese proceso. Si te acompaña una persona de tu confianza, es una excelente idea que te haga de portavoz. Para que seas libre de elegir durante el parto, alguien debe hacer las siguientes preguntas:

- ¿Por qué se plantea esta intervención?
- ¿Qué esperan lograr al hacerla?
- ¿Qué le ocurrirá al bebé o a la madre si se lleva a cabo la intervención?
- ¿Qué pasará si esperamos un poco para tomar una decisión?
- ¿Existe alguna alternativa?
- ¿Cuál es el riesgo si elegimos no hacerla?

Tener cerca a alguien bien informado que vele por tus intereses es fundamental a la hora de plantear preguntas y razonar las respuestas. Ésa es, en gran medida, la función de una *doula*. Salvo en situaciones de emergencia, hay una frase que te conviene recordar y usar: "Doctor, dénos un momento para hablar en privado."

EJERCICIO PARA ERRADICAR LA DUDA

- De pie, coloca las manos sobre los muslos, un poco por encima de las rodillas, que han de estar ligeramente dobladas.
- Exhala y lleva la mandíbula al pecho, basculando la pelvis hacia dentro. Es la llamada postura de gato.
- A continuación, inhala y levanta la cabeza al tiempo que tiras de la pelvis hacia fuera, curvando la espalda sin que llegues a sentir dolor. Es la denominada postura de vaca.
- Alterna ambas posturas durante un minuto o hasta que te apetezca.

- Después, traza círculos con la pelvis, en el sentido de las agujas del reloj.
- Sigue durante tres minutos, luego invierte el sentido y continúa. Mantén las rodillas dobladas y el cuerpo relajado. Debe hacerte sentirte bien.

En esta postura, al cabo de unos minutos, sentirás la mente más clara y estarás más receptiva, con lo que podemos salir del valle de las dudas con mayor facilidad. Si no pierdes el equilibrio, mantén los ojos cerrados y la mirada dirigida hacia arriba. Si ves que te caes, ábrelos.

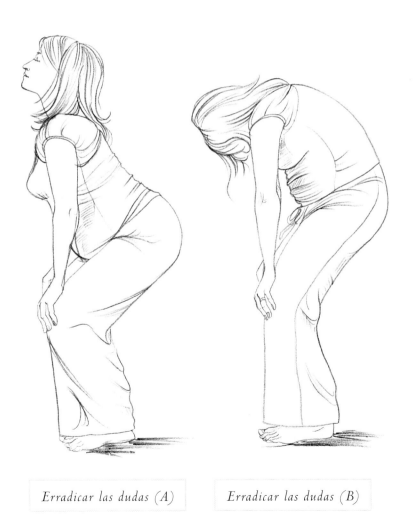

Erradicar las dudas (A) *Erradicar las dudas (B)*

EL PARTO

*El trabajo
es el amor
vuelto visible.*

KAHLIL GIBRAN

Todo el mundo habla con mucha seguridad de lo que ocurre en el embarazo. Me pregunto si será sólo en Los Ángeles. Pero no lo creo. Todo el mundo quiere dárselas de entendido y se esfuerza mucho por lograrlo. Las mujeres quieren tener un parto perfecto y un hijo perfecto. La simple mención de la palabra "parto" hace que todo el mundo se ponga serio. Es preciso ver el alumbramiento con dicha: ¡significa que pronto tendrás a tu hijo en brazos! En las sesiones de taller que damos sobre embarazo para padres y madres, incluimos meditaciones yóguicas, cantos, comidas, bailes y risas para que los participantes se abran y celebren la vida y la maravillosa aventura que supone tener un hijo.

No quieras que el parto termine pronto o que haya pasado. Te perderías un momento en el que puedes estar presente. Si siempre estamos pensando en el futuro o en el pasado, la vida no es vida.

¿Recuerdas a Ann, en la habitación del hospital? Baila, camina, haz sentadillas con la amorosa ayuda de tu pareja, lo que te apetezca. Lo importante es que vayas hacia dentro, que entres en sintonía con tus sensaciones corporales. Abrazaos, jugad y hablaos con dulzura, de manera íntima. ¡Besaos! La energía que hizo surgir al bebé es la misma que le ayudará a llegar al mundo. Si bailas, hazlo desde el vientre. ¡Ayudarás a que el alma que está en ti descienda por el canal del parto e inicie su camino por esta vida! Mi socia, Davi suele decir a los padres en sus clases de preparación al parto: "Tened presente que cada contracción acerca un poco más al bebé a vuestros brazos."

Cuando la contracción termine, aprovecha para recuperar el aliento. Recuerda que aún en plena tormenta, la respuesta está ahí, frente a ti, solamente tienes que mantener la calma. En algunos casos, alguien hará un comentario que parecerá absurdo o sin importancia pero que será la pista que te llevará a otro pensamiento que, a su vez, te hará comprender algo que necesitabas entender. El comentario azaroso se convierte, así, en un regalo que te recuerda lo que ya sabías. El otro día, mientras hablaba con mi hermano mayor, me ocurrió esto mismo. Estábamos recordando a todas las personas que nos habían ayudado a lo largo de nuestras vidas. Para hablar del pasado, no hay como un amigo de la infancia o un familiar, porque son los únicos que recuerdan hechos muy antiguos. Mi hermano comentó: "Es sorprendente cómo una persona, en una charla insustancial, puede decir algo, una palabra o una frase, que te cambie la vida por completo. Y a menudo sin que esa persona lo sepa. Es como si Dios hablase a través de nosotros de maneras misteriosas. Supongo que ése es al auténtico poder de la palabra, lo que significa la palabra de Dios."

Durante el parto, invoca a una fuerza superior a la tuya. Si el concepto de Dios es un problema en tu caso, apela a las almas de todas las mujeres que han parido antes que tú a lo largo de los tiempos. Busca el infinito en la fuerza colectiva de las mujeres. Existe una verdadera hermandad. Un famoso *koan zen* dice: "Aquella joven que está allí, ¿es la hermana mayor o la menor?". La pregunta está planteada para que te des cuenta de que, en sentido absoluto, no existe el "allí", no hay separación entre tú y el resto de las mujeres, que no hay ni tiempo ni espacio sino un continuo infinito de experiencia. Recuerda el caso de Elizabeth, que invocó la fuerza de todas las mujeres que habían dado a luz a lo largo del tiempo y del espacio para que la asistieran en un momento de necesidad, y cómo sintió que su habitación se llenaba de almas a las que oyó decir: "Tú puedes, tú puedes." Invoca a los santos y a los sabios en los que creas para que te ayuden a avanzar.

El tercer ojo del que hablamos en yoga corresponde directamente con la glándula pituitaria, que es la encargada de liberar la oxitocina que, a su vez, es la que hace que el útero se contraiga. Tu cerebro no para de dar órdenes relativas al parto mientras recibe un sinfín de mensajes distintos, entre los que figura también cómo te encuentras anímicamente. El miedo y la ansiedad cierran el flujo de oxitocina, por lo que dificultan el parto y pueden incluso llegar a bloquearlo. Los aceites esenciales de lavanda y de flor de naranjo relajan y facilitan el parto. Prueba a poner unas gotas en un pañuelo y acercarlo a tu nariz a ver si te resulta agradable el aroma. De ser así, el olor te ayudará a crear asociaciones positivas y a relajarte durante el alumbramiento. Nadie sabe a ciencia cierta qué mecanismo inicia el parto. Los textos antiguos sugieren que el bebé está meditando en la madre y que, de pronto, llama a una puerta cerrada y dice: "Querida madre, ya estoy listo para salir al mundo."

No te aferres a ninguna idea. No cuentes ni calcules la duración de cada contracción, los centímetros de dilatación, las horas que llevas de parto o cuánto has dormido. La mayoría de nosotras no sabe cómo soportar el dolor y, por ello, procuramos evitarlo. Nuestras mentes se quedan enganchadas en la contracción aunque ésta ya haya terminado y sea algo del pasado. *Siente cada contracción pero, luego, déjala ir*. Tienes que ir surcando las olas, las que se presentan ante ti, como si estuvieses haciendo *surf*. Si te adelantas a la ola o te quedas atrás, ésta te tirará de la tabla y te asustarás. Si permaneces en el centro, estarás presente, sintiendo lo que ocurre y no tendrás miedo. Piensa en una ola cada vez, no mires atrás ni pienses en lo que vendrá. A eso me refiero cuando te aconsejo que uses una mente meditativa.

La clave está en *abandonarse*. El parto es como la vida, no hay garantías. ¿Puedes abandonarte a cada respiración, cada contracción, dejarlo todo en manos del creador que te hizo a ti y a tu hijo? Confía en que el creador sacará al niño de tu vientre. En última instancia, tú no eres el artífice del bebé. Su creador es el mismo que creó las estrellas a partir del polvo. Y, sin embargo, tú formas parte de esa energía creadora. En yoga decimos "Dios y yo, yo y Dios, somos uno". Es hora de que invoques la energía de las mujeres, santas, y sabias que te han precedido. Cambia tu estado emocional (me refiero concretamente a tu miedo) por devoción. Es hora de ser paciente. Recuerda que la paciencia siempre da resultados.

MEDITACIÓN PARA UNA CONCENTRACIÓN PODEROSA

- Siéntate en postura fácil.
- Estira los brazos hacia los lados y ponlos en un ángulo de sesenta grados, con las palmas hacia dentro y los dedos hacia arriba.
- Canta: "Dios y yo, yo y Dios somos uno" durante tres minutos con las manos sobre tu vientre.

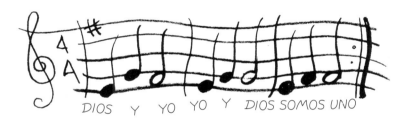

Melodía de "Dios y yo, yo y Dios somos uno"

EL SECRETO DE LA MATERNIDAD

En una ocasión, le pregunté a un sabio en la India: "¿Qué significa la palabra 'sacrificio'?".

Él respondió: "Es muy sencillo. Es cuando dejas de verte como el centro de todo."

Cuando te pongas de parto, deja de considerarte el centro de toda existencia, cede a tu hijo ese lugar. El amor por tu hijo arrojará entonces una luz tan intensa que sentirás ganas de celebrar la vida. Olvida tu persona e intégrate en algo más grande de lo que nunca hubieses imaginado.

Una de mis alumnas, Seannie, que es también amiga mía, dice: "Para mí, dar a luz fue un acto de entrega. De pronto, dejé de ser el centro del Universo." Ha tenido tres hijos y todos ellos han nacido en casa. La experiencia la transformó de tal manera que decidió convertirse en *doula*, y ahora está formándose para ser comadrona. La pasión que siente por ayudar a otras mujeres es una fuente de inspiración para mí.

En el momento de dar a luz, la mujer renace como madre y el hombre como padre. Y la familia se crea como tal.

SUPERAR EL MIEDO

Cuando el miedo supera a la verdad y al amor, sentimos dolor. Como mujeres tenemos todo el conocimiento y la fuerza que necesitamos para dar a luz y criar a nuestros hijos. Está en nuestro código genético. Lo llevamos en nuestro interior desde el inicio de los tiempos. Puedes confiar en la sabiduría de tu alma.

Si durante el parto puedes mantener la atención en el tercer ojo, obtendrás toda la información que necesites. Las voces que suenan a tu alrededor sólo tratan de adivinar lo que ocurre. ¿Cómo pueden saber lo que pasa en tu interior? Ésos son tus dominios. Escucha a los demás cuando te sea útil, pero recuerda que tú tienes la última palabra. Adéntrate en ti a través del ojo de tu mente y permanece ahí. Ahí está la fuente de tu poder. Sólo hay dos alternativas: o dejas que tu mente y sus miedos te esclavicen o te haces con el control de tu mente. Ésa es la gloria y la victoria que acompañan al parto: hacerte con el control de tu mente, reinar sobre tus pensamientos.

Pídele a la persona que te asista durante el alumbramiento que potencie tu poder y no tu miedo. Pide a todos los que estén contigo que hagan lo propio.

Donde hay amor, no tiene cabida el miedo. Aprende a amar el parto porque es el proceso que permite que tu hijo vea la luz y llegue al mundo. La gratitud aleja el miedo. En otras palabras, si sientes que caes presa del miedo y te sorprendes pensando: "esto es demasiado, no puedo, me duele mucho...", vuelve a centrar tu atención en la respiración, siente cómo el aire sube y baja por tu espalda y medita en "Sat" al inhalar y en "Nam", al exhalar, en voz alta o en silencio. Piensa en todo aquello por lo que te sientes agradecida. Repítelo tantas veces como sea necesario. El miedo no puede echar raíces donde reina la gratitud.

Además, existen razones fisiológicas para que trates de superar el miedo. Una de ellas es que el miedo agudiza la sensación de dolor durante el parto. Piensa en un conejito blanco: si su madre se siente cómoda y segura en la madriguera mientras da a luz, tendrá poca adrenalina circulando por el torrente sanguíneo. Pero supón que se acerca un zorro y que asoma el hocico por la madriguera mientras la conejita sigue de parto. El susto provocará una descarga de adrenalina que detendrá el parto por si la coneja necesita sus fuerzas para luchar contra el zorro o echar a correr para encontrar un refugio más seguro.

El útero es el único músculo del cuerpo que tiene dos grupos de músculos antagónicos. Uno contrae y abre el cuello y otro, cierra y tensa el cuello para detener el parto. Cuando una parturienta se asusta, su nivel de adrenalina en sangre se incrementa para facilitar la respuesta instintiva de defensa o huida y el cuello del útero se cierra. Pero, al mismo tiempo, el útero en sí sigue tratando de expulsar al bebé con cada contracción. El resultado es un intenso dolor provocado por dos importantes grupos de músculos que trabajan en direcciones opuestas.

¿Qué aviva el miedo? Lo que desconocemos. Pero el parto no es algo que desconozcamos, es un proceso que hemos visto repetirse desde hace millones de años tanto en seres humanos como en animales. Confía en que no te enfrentas a algo desconocido. El territorio del parto ya ha sido explorado, y eso es algo que ya habrás descubierto durante el embarazo si te has tomado el tiempo de averiguarlo.

La meditación te ayudará a recuperar el control de la respiración. Cuando entiendas que "Sat Nam" significa verdadera identidad, no necesitarás ni anestesia ni médicos porque estarás en contacto con tu propio conocimiento interno. En tu interior, están todas las madres de la Historia, el espíritu de las mujeres que han dado a luz antes que tú y saben lo que debes hacer. Las enseñanzas yóguicas dicen que cada ser humano ha vivido 8,4 millones de vidas. ¿Te imaginas la de veces que habrás dado a luz en tu existencia como alma? Sin embargo, sentimos que no sabemos nada. Cuando veas a Dios en todas las cosas, dejarás de sentir miedo. Ésa es la verdadera práctica de yoga, relacionarte con el infinito.

MEDITACIÓN PARA IRRADIAR LUZ

Cuando estamos equilibradas nos aferramos a la verdad, no al miedo.

- Para realizar esta meditación, siéntate en postura fácil.
- Inhala y estira los brazos rectos a los lados, paralelos al suelo, con las palmas orientadas hacia arriba.
- Al exhalar, dobla los brazos desde los codos y lleva las manos a los hombros.
- En esa posición, eleva los codos hacia la cabeza hasta que los dorsos de las manos entren en contacto por detrás de tu cuello, tirando de los hombros y de toda la espalda.
- Baja los codos y exhala.
- Sigue así durante tres minutos, con una respiración poderosa mientras repites mentalmente "Har", que significa "Dios".

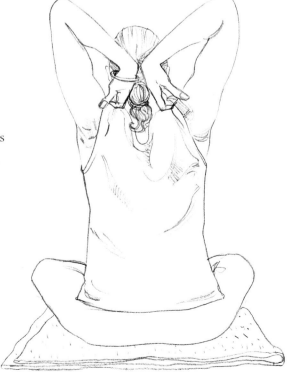

Irradia luz

. . . Y DESPUÉS

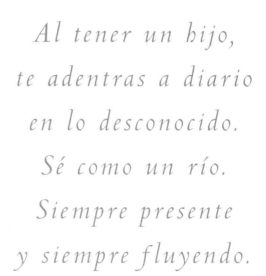

*Al tener un hijo,
te adentras a diario
en lo desconocido.
Sé como un río.
Siempre presente
y siempre fluyendo.*

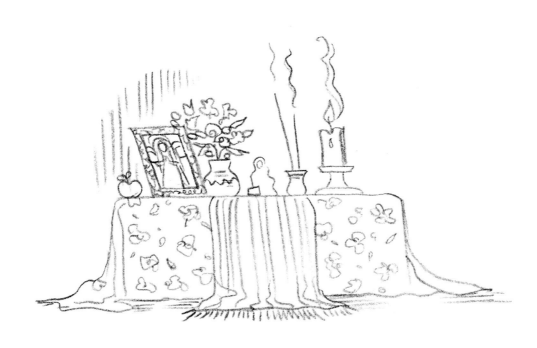

CON EL BEBÉ EN TUS BRAZOS

*Estamos tumbados,
nariz contra nariz.
Lleno mis pulmones con el aire
que respiras mientras duermes.*

ROHANA VERTCOUTERE

¿Qué tal fue el parto? ¿Largo, corto, duro, increíble, con anestesia, con cesárea, lo que siempre soñaste, totalmente distinto a lo que imaginaste, una pesadilla, una experiencia espiritual? Al final, lo que cuenta y lo que más importa es que tienes en tus brazos a un bebé sano y completo.

A principios del siglo XX, empezaron a dejar de tener lugar los partos en los hogares para llevarlos a cabo en los hospitales. Las mujeres daban a luz en estado de inconciencia, con anestesia general. Como estaban dormidas, no podían ocuparse de sus hijos y así se instauró la costumbre de separar al bebé y llevarlo a la sala de maternidad para que otras mujeres le cuidaran hasta que la madre pudiese hacerse cargo. Pero en los primeros momentos después del parto, cuando no hay interferencias, ocurren muchas cosas importantes. El cuerpo está bajo los efectos de una hormona que actúa como un opiáceo natural, que ayuda a establecer el vínculo consciente entre la madre y el bebé. Hasta ese momento, el lazo era sobre todo espiritual porque no existía separación física. La oxitocina, la hormona que impulsa a los seres humanos a actuar de manera altruista, está en su nivel más alto justo después del alumbramiento. Cuando miramos a los ojos del bebé y sentimos su piel desnuda contra la nuestra, se crea un vínculo espiritual eterno. El bebé nace con las pupilas muy dilatadas precisamente por eso, para atraer a su madre. Es como si dijese: "Mírame a los ojos". No existe nada más puro ni más profundo en el mundo. Cuando Wa nació, mi marido y yo nos pasamos el día entero en cama, mirándola y viendo cómo ella nos miraba. Esas horas están gravadas en mi alma como un auténtico paraíso. Recuerdo las palabras de mi maestro. "El niño mora en Dios. Dios no es una iglesia o un templo. Dios es el hogar. El niño nace en Dios. Vive en Dios, mora en Dios y se va en Dios."

En los primeros tres años de vida, el bebé aprende a ser humano. Sus sentidos le aportarán información y conocerá la confianza, la intimidad, su identidad, la plenitud, la valía personal y mucho más. Simplemente con abrazarlo, ya le estás dando gran parte de lo que necesitará más adelante para ser una persona plena y feliz.

Al dar a luz vivimos una iniciación que no olvidaremos nunca y a la que algunas personas se refieren como "el círculo de fuego". Se trata de una experiencia trascendente en la que sentimos que el bebé sale de nuestro cuerpo y se adentra en el mundo. A veces, perdemos de vista lo importante porque nos aferramos al miedo y nos quedamos ancladas en la mente negativa. De ahí surgen esas terribles historias que a todas nos han contado alguna vez durante el embarazo. Las madres vuelven a clase después de 40 días para presentar a sus bebés. En ocasiones, la madre se embarca en un relato en el que sólo habla de sí misma, de lo que le ha ocurrido, y se olvida totalmente de la bendición que lleva en sus brazos. Mi respuesta es siempre la misma. Amorosamente digo: "Diez dedos en cada mano, diez en cada pie, una hermosa sonrisa. Tú hiciste lo que pudiste, los médicos y la comadrona también. Juntos habéis sido muy diligentes. Ahora, suelta, deja que Dios se ocupe de todo. Mira estos ojos. ¿Acaso existe algo en el Universo más perfecto, más precioso y más amoroso?".

En el hospital, cuando separan al bebé de ti para llevarlo a la sala de maternidad, él no tiene ni idea de lo que ocurre. Para el bebé, tú has sido su hogar y su única referencia durante nueve meses. Ha escuchado el latido de tu corazón, ha sentido tu cuerpo moverse, ha oído tu voz y ha escuchado tu risa. Tu hijo estaba en tu interior, sintiéndote, oyéndote y viéndote. Y de pronto, le empujan hacia un mundo desconocido y se siente como pez fuera del agua. Te ve por primera vez al estar en tus brazos y se siente seguro y cómodo porque te reconoce, como no podría ser menos: "Sí, es ella, la que conozco."

Pero entonces… ¡boom! ¿Qué ocurre? Algo que huele y tiene un aspecto muy distinto al tuyo se lo lleva, pasillo abajo, y le deje en una sala llena de luces intensas que dañan sus pequeños ojos que apenas acaban de salir de la oscuridad de tu vientre. Recuerdo la historia de una mujer que había realizado una sesión de hipnosis y había recordado su nacimiento. Durante el parto, todo fue bien. Atravesar el canal del parto no le causó ningún trauma porque sabía que sería duro. Sin embargo, segundos después de recordar el contacto con su madre, se echó a llorar desconsolada. ¡Recordaba que la habían separado de ella, que la habían conducido por un frío pasillo hacia la sala de maternidad! Lloró porque su cuerpo aún recordaba el miedo y la inseguridad que se habían adueñado de ella al ser arrebatada, de forma tan poco ceremoniosa, del lado de la persona a la que había estado unida durante nueve meses, del único ser que conocía. Nadie le dijo a dónde la conducían ni si volvería a verla nunca.

A finales de los ochenta, empezamos a educar a las madres sobre este asunto. Les pedimos que explicasen a sus médicos que no querían que se llevasen a sus hijos, salvo en caso de emergencia, y que exigieran que pesasen al bebé en su presencia. Al principio, hubo mucha oposición. El equipo médico alegaba que no podían andar moviendo las básculas y que las madres no sabían limpiar a los bebés. Nosotras explicamos a las madres que no era urgente lavar al bebé, que se podía hacer más adelante. Que, al nacer, lo único que el bebé necesita es estar en brazos de su madre. Y dijimos a los médicos que nosotras nos encargaríamos de llevar las básculas y las bañeras si era preciso. Y así lo hicimos. Ahora, en la mayoría de los hospitales de Los Ángeles, el bebé permanece con la madre. Y qué decir del padre, ¡el pobre padre! Seguimos luchando por que los padres puedan dormir con la madre y el bebé… Y no me refiero a que esté en una cama supletoria. ¡Toda la familia debe poder estar junta en el hospital! Debemos analizar estas prácticas que hemos aceptado sin más y que consideramos habituales.

Recuerda que un recién nacido es más inteligente que nosotros. Tenlo presente cuando le hables, es más inteligente y más sabio, simplemente aún no habla tu idioma.

Una alumna me regaló una fotografía increíble en la que se veía a dos recién nacidas tumbadas la una frente a la otra, con los brazos entrelazados. Eran gemelas, y habían estado en incubadoras distintas. Una era mucho más débil que la otra y no tenían muchas esperanzas de que fuese a sobrevivir. Una de las enfermeras de pediatría se saltó todas las normas del hospital y colocó a los dos bebés en la misma incubadora. Cuando estuvieron el uno junto al otro, la que estaba sana abrazó a su hermana. Casi de inmediato, el pulso de la hermana más débil se estabilizó y su temperatura se normalizó. La inteligencia se mide en términos de amor y de capacidad de cuidar a los demás. Y, en eso, los bebés son unos auténticos maestros.

EJERCICIO PARA TENER UNOS BRAZOS FUERTES Y AMOROSOS

Este ejercicio fortalece los brazos y abre el corazón y te prepara para recibir al bebé.

- Empieza estirando los brazos frente a ti, con las palmas juntas, los codos rectos y los brazos paralelos al suelo.
- Inhala hondo por la nariz, abre los brazos a lo ancho, haciendo un gesto amplio. Siente cómo se abre el pecho, es decir, la zona del corazón, y cómo se llenan de aire los pulmones.
- Sigue abriendo y cerrando los brazos. Cuando vayas hacia atrás, tira al máximo, intenta que los omoplatos se toquen. Siente el estiramiento como si tus brazos fuesen alas gigantes, y tú un pájaro que se estira ante del sol de la mañana. Has de notar el estiramiento en el pecho, en las axilas, en las costillas, en la parte inferior de los brazos y en las yemas de los dedos. Comprueba que tus brazos están paralelos al suelo en todo momento.
- Cuando tengas los brazos estirados a lo ancho, empieza a exhalar por la nariz y junta los brazos de nuevo para retomar la posición inicial, con las palmas juntas.

- Repite el ejercicio veintiséis veces con los ojos cerrados y la mirada dirigida hacia arriba, hacia el tercer ojo.
- No olvides inhalar y exhalar con fuerza mientras dices para tus adentros "Sat" con la inhalación y "Nam", con la exhalación.
- Muévete a un ritmo moderado. Tus brazos y tu corazón estarán listos para recibir a tu pequeño. Este ejercicio también lo puede realizar el padre.

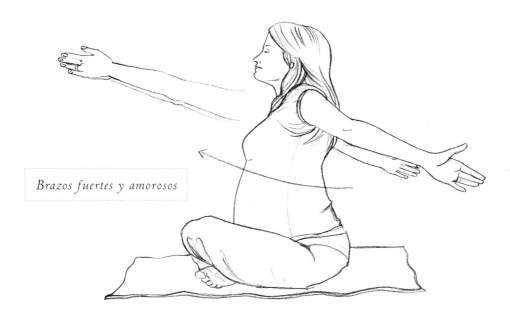

Brazos fuertes y amorosos

CONSEJOS Y OPCIONES PARA AMAMANTAR AL BEBÉ

La leche materna es muy poderosa. Tu sangre se transforma en un alimento vital para tu bebé. En las antiguas escrituras se afirma que la sangre refleja la personalidad, es decir, que es fría o caliente como la persona. Desde esta perspectiva, el poder de la leche materna viene del hecho de que nutre y aporta personalidad al bebé. La madre entrega su fuerza vital, su energía esencial. De ahí la importancia de elegir dar el pecho siempre que sea posible.

En ocasiones, hay motivos físicos que desaconsejan la lactancia materna, pero a veces, como por ejemplo cuando no hay suficiente leche, se trata más bien de un desafío que se puede resolver. Descansar, relajarse y dormir son las mejores ayudas porque el cuerpo de la madre consume un enorme caudal de energía para producir la leche. (En la medicina ayurvédica tradicional existe una fórmula llamada "Leche materna" que potencia la producción de leche.)

Pero, sobre todo, ¡*no te rindas*! Pruébalo todo y recurre a la paciencia que adquiriste durante el embarazo. En Occidente contamos con excelentes recursos como, por ejemplo, La liga de la leche, que ayuda a las madres que tienen dificultades a la hora de dar el pecho. En muchos hospitales hay, asimismo, comadronas que también pueden echar una mano sobre el particular. Llama a amigas que hayan amamantado a sus hijos y habla con ellas sobre lo que han aprendido. Si has contratado los servicios de una *doula* para que te ayude en casa después del parto, a buen seguro su ayuda será inestimable en este particular. Cuando las mujeres nos unimos, siempre damos con una respuesta.

Es conveniente tener a mano antes del parto el teléfono de una asociación o de una comadrona que puedan responder a preguntas sobre la lactancia. Los primeros diez días suelen ser los más difíciles. *¡No te rindas!* Como decimos en Kundalini yoga: "¡Sigue adelante!". A veces puede parecer que el niño no quiere agarrarse al pecho, pero todos los bebés quieren mamar. Confía en que encontrará la manera. Puede que el truco sea algo tan sencillo como cambiar de postura cuando lo sujetas en brazos. Si no te resulta fácil, no te compliques y busca ayuda. No hay nada malo en no saber. La mayoría de las mujeres necesita ayuda: yo la necesité.

Tómate el tiempo que haga falta para dar el pecho porque merece la pena que tu hijo reciba el mejor regalo para su sistema inmunológico, su sistema nervioso, su esqueleto, su cerebro y todo su cuerpo. Recientemente, se ha descubierto que los bebés que toman leche materna se convierten en adultos más inteligentes. Un reciente estudio publicado por la revista de la asociación médica norteamericana, *Journal of the American Medical Association*, ha demostrado que los bebés que maman de siete a nueve meses tenían un mayor coeficiente intelectual que los que sólo tomaron el pecho menos de dos semanas. Al parecer, la leche materna contiene un ácido poliinsaturado que, según los expertos, protege e incluso estimula el sistema nervioso central. Existe otro elemento vital más difícil de medir que no tiene precio: el tiempo y la atención que el bebé recibe durante los momentos que está al pecho. Sólo eso ya aumenta el coeficiente intelectual. Otro estudio publicado en la revista de pediatría *Pediatrics* concluye que tomar el pecho protege a los bebés del dolor. Los investigadores concluyeron que, al extraer sangre de los bebés mientras mamaban, se reducían en un 91 por ciento las muecas y llantos. Se sabía que el gusto, la succión y el contacto piel con piel aliviaban las sensaciones dolorosas en los animales, pero este estudio demuestra que esto también se aplica a seres humanos.

Y todo, a través de la leche materna. ¿Te das cuenta de lo impresionante que eres, mami? Tu hijo podría crecer y ser feliz sólo con tu leche durante todo un año. Ésa es la grandeza de la maternidad.

No olvides que debes seguir cuidando tu alimentación como hiciste durante el embarazo. Es decir, come alimentos lo más naturales y frescos posible que tengan el máximo de prana. Deja como última opción los congelados y la comida enlatada. Cuanto más fresco y orgánico sea lo que comas, mejor. Lo que te llevas a la boca crea tu sangre, y tu sangre forma tu leche. Los bebés están en lo alto de la cadena alimenticia porque se alimentan de ti, así que procura que tu leche sea un festín delicioso y sano. Los antiguos creían que algunos alimentos ayudaban a incrementar la producción de leche y a tonificar el útero. Es el caso del curry de jengibre, la tapioca preparada con leche de vaca o de soja, las almendras salteadas, las judías mungo con arroz y las infusiones ayurvédicas comercializadas con el nombre de Yogui Tea con leche de vaca o de soja. La falta de leche es indicativa de que la madre está demasiado cansada, que no para o no come bien. Producir leche consume mucha energía. Así que relájate, duerme y bebe tantas infusiones especiales para lactantes como puedas, eso casi siempre da resultado.

Cuando amamantes, amamanta. No hagas cinco millones de cosas a la vez. Sería como si invitases a alguien a cenar y pasase el rato leyendo o hablando por teléfono. ¿No sería una muestra terrible de mala educación? Así es; sin embargo, hacemos ese tipo de cosas cuando damos el pecho a nuestros hijos. En una buena comida intervienen factores como hacer compañía, dar conversación, mantener el contacto visual y brindar amor.

¿Qué ocurre si no puedes amamantar porque te han operado y han cortado los conductos de leche o por alguna otra cuestión médica? Busca el mejor sustitutivo de la leche materna que exista. Si lees inglés, puedes consultar la revista *Mothering* en Internet en www.mothering.com, en la que encontrarás información actualizada. Cuando yo era niña, existía un artilugio que mantenía el biberón sobre el pecho del bebé. La idea era que la madre no tuviese que tener en brazos al lactante. Así que el bebé comía solo, por su cuenta. Me pregunto qué habrá sido de esa generación de niños criados de ese modo, ¿qué habrán hecho con sus vidas? ¿Seguirán comiendo solos? Aunque no puedas dar el pecho, puedes tener a tu hijo en brazos en la misma postura que estaría si le amamantases en lugar de darle el biberón.

Cuando mi hija era pequeña, no existían las bombas para extraer la leche, al menos yo no había oído hablar de ellas, así que no tenía elección. Hoy en día, las madres congelan su leche porque tienen que reincorporarse al trabajo y así alguien puede dar un biberón con leche materna a sus hijos. Si no te queda más remedio, hazlo, pero si puedes evitarlo, ¿por qué usar esa alternativa? No existe nada en este mundo que pueda sustituir a un pecho y un pezón auténticos. ¡Nada en absoluto! Yo nunca le he dado biberón a mi hija. Cuando empezó a comer y beber, le di la leche en uno de esos vasitos con boquilla y, un poco antes, le daba el agua en una cucharita y aprendió enseguida a tomarla así.

Afortunadamente, nuestra cultura tiene cada vez más en cuenta la importancia de estos asuntos y también cada vez hay un mayor apoyo a las madres que dan el pecho. Una antigua alumna, Blair, que tiene dos hijos, me mandó la siguiente carta. Me gustaría compartirla contigo porque me parece muy motivante. Dice así:

A raíz de un contratiempo surgido durante el nacimiento de Lily, el año pasado, tenía serias dudas de la capacitación del personal de maternidad del hospital. Decidí pedir una entrevistan con la jefa de maternidad, una mujer llamada Nancy. Su asistente me comunicó que Nancy insistía en invitarme a come. Me recibió y me presentó a la jefa de enfermeras, que iba a comer con nosotras. Estuvimos muy a gusto las tres. Nos sirvieron una comida muy agradable en una sala de juntas del hospital. Me pidieron que hablase libremente de mis reticencias y que les transmitiese mis peticiones. Me explicaron que, desde la última vez que yo había dado a luz, habían cambiado por completo la política de maternidad del centro. Ahora respaldaban plenamente la lactancia materna y contaban con grupos de apoyo para madres lactantes. Además, todo lo relacionado con el bebé se hacía en la habitación de la madre. Y el objetivo era que el bebe no llegase a ir a la sala de maternidad. Me aclararon muchas de las dudas que yo tenía sobre las gotas y la vitamina K que se administraba a los recién nacidos y pude tomar una decisión informada al respecto. Además, me presentaron a la persona encargada de asesorar a las madres lactantes. Comenté algunos de los temas que abordamos en las clases de yoga y las tres se mostraron muy receptivas. Al parecer, el hospital está en vías de conseguir un certificado que avala la calidad del trato al recién nacido que sólo han podido obtener 19 hospitales del país, es el llamado Baby Friendly Status, que otorga un movimiento internacional que promueve la lactancia materna en los hospitales.

Me dieron sus tarjetas y me dijeron que les gustaría que les avisase cuando ingresase...

Sin el yoga y la meditación, no me hubiese atrevido a hacer algo así. La experiencia me dio mucha seguridad. Para variar, decidí seguir mi intuición y cuidar de mí y de mi bebé de acuerdo con mi criterio. Pero, milagrosamente, no tuve que enfrentarme a nadie, bastó con que me mostrase firme; obtuve una cálida respuesta. Ahora me siento protegida tanto en el aspecto espiritual como en el médico. A fin de cuentas, Dios está en todas partes. Sólo tenemos que buscarle, aun en los lugares más insospechados...

Con mucho cariño,
Blair (con Lily, Dante y el pequeño Liam).

EJERCICIO MUY EFICAZ PARA MEJORAR LA LACTANCIA

Confía en que tienes todo lo que necesitas para nutrir satisfactoriamente a tu bebé. Que no te sorprenda tender a la ensoñación durante el primer año de vida de tu hijo; ten en cuenta que la producción de leche es un proceso muy íntimo y milagroso. Baja el ritmo y simplifica al máximo tu vida para que puedas transmitir a tu hijo y a tu nueva familia la seguridad que requieren.

- Siéntate en postura fácil, en el suelo.
- Llévate las manos a los hombros, con los dedos enfrente y los pulgares atrás.
- Cierra los ojos.

- Inhala por la nariz mientras giras hacia la izquierda y exhala por la nariz mientras giras hacia la derecha.
- Al inhalar, piensa en "Sat" y al exhalar en "Nam", pero guarda silencio mientras realizas los giros.
- Sigue durante tres minutos. Este ejercicio abre el centro del corazón, mejora la circulación y purifica la sangre con la que produces la leche.

Mejorar la lactancia

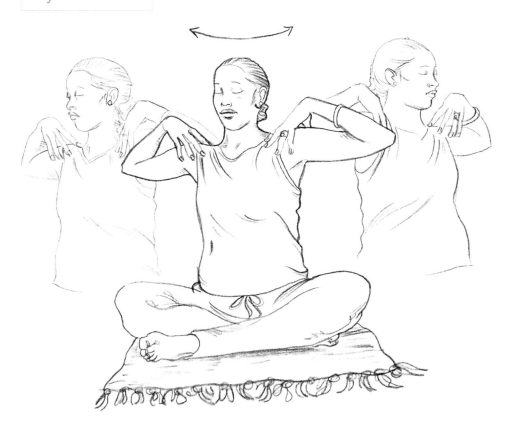

INVOLUCRAR A A LA COMUNIDAD: LA CELEBRACIÓN DE LA CUARENTENA

Mirar a un bebé es como ver a Dios. Por eso todo el mundo quiere estar cerca. ¡Todos queremos estar en presencia de Dios! Pero por orgullosa que te sientas de tu hijo, en este momento, justo después de su llegada al mundo, lo que tanto tú como él necesitáis es tranquilidad e intimidad.

Las familias yóguicas seguimos la tradición milenaria de preservar como algo sagrado la privacidad y la tranquilidad del bebé y de la madre durante los primeros cuarenta días. Es tiempo de descansar, recuperarse y fortalecer el vínculo del hijo con la madre, el padre y los hermanos. Es durante esos primeros cuarenta días cuando se concreta la unión del campo magnético de la madre y del bebé y se transmite la sensación de seguridad al recién nacido. De hecho, es como si el niño no estuviese aún acabado del todo. Tiene que integrarse en el mundo de forma gradual, y necesita un día por cada semana que estuvo en el seno materno (aproximadamente cuarenta). Así damos tiempo a que el sistema inmunológico del bebé esté listo antes de exponerle a bacterias y virus del mundo exterior.

Esos cuarenta días son un regalo indescriptible para la familia. Es como ver una rosa abrirse. *No pierdas la magia de esos días porque no volverán.*

Cuarenta días es una cifra simbólica para muchas religiones. En el Antiguo Testamento se explica que el diluvio duró cuarenta días y cuarenta noches y que Noé precisó cuarenta días para construir el Arca. Asimismo, la Cuaresma cristiana dura cuarenta días. Jesús meditó cuarenta días en el desierto. El Ramadán de los musulmanes tiene una duración de cuarenta días. En la tradición Sij, los ciclos de cuarenta días son igualmente importantes. De hecho, se sabe que el cuerpo renueva todas las células del torrente sanguíneo cada cuarenta días. El número cuarenta es el número de la conclusión.

En esos días, prueba alguno de los alimentos que se cree aumentan la producción de leche y ayudan al útero a retraerse. Los encontrarás referidos en el capítulo anterior (pp. 202-207). Lo ideal es que otra persona se encargue de cocinar porque durante este periodo la madre necesita descansar todo lo que pueda. Deja que otras personas se ocupen de preparar la comida, limpiar la casa y lavar la ropa. Puedes contratar a una asistenta o pedirle ayuda a un familiar o a un amigo cercano. Siempre se dice que es bueno que la madre duerma cuando lo hace el bebé porque, de lo contrario, no tardará cuarenta días sino dos años y medio en recuperar fuerzas.

Si tienes familiares o amigos de confianza, pídeles que se encarguen de las compras, las gestiones y de cualquier otro asunto que surja. Si un amigo te pregunta si puede hacer algo por ti, no respondas "Nada, gracias". Una de mis alumnas tiene una amiga muy querida que vive en otro estado. Han sido grandes amigas desde niñas, prácticamente desde siempre. Cada vez que su amiga ha tenido un hijo, y eso ha ocurrido en dos ocasiones, mi alumna le ha hecho el mejor regalo que pueda existir: ha tomado un vuelo y ha pasado diez días con ella, cocinando, limpiando la casa, ocupándose del hijo mayor y contestando a las llamadas para que la familia pueda pasar tiempo unida y su amiga pueda descansar y recuperarse. Brindar así su tiempo es una muestra del profundo amor que siente por su amiga y seguro que ésta responderá con idéntico amor cuando mi alumna tenga un bebé. Si tienes otros hijos y alguna de tus amigas es muy niñera, pídele que lleve al parque a tu hijo mayor para que se entretenga un poco. Si te lo puedes permitir, contrata una *doula* para después del parto. Es una experiencia maravillosa. Procura estar a menos de tres metros de tu bebé durante esos primeros días porque es el momento en el que se crea el aura o vínculo energético entre ambos. Ese vínculo habrá de durar toda la vida.

Algunas mujeres temen entregarse demasiado al proceso y que ser madres signifique perder su identidad y su independencia. Permíteme que te asegure que esos cuarenta días son una fase hermosa, necesaria y vital para que el bebé aprenda a sentirse seguro. Dios y su capacidad interior para amar y ser amado le acompañarán el resto de su existencia. Con quién se juntará, a quién elegirá para casarse y con quién formará una familia dependerá en gran medida de lo que hayan sentido durante esos cuarenta primeros días. Ese lapso es importante para que la madre se recupere y para que la familia reciba como merece al nuevo ser que acaba de llegar a la Tierra. Pero esa época dorada no será eterna. Procura que, durante ese tiempo, la economía, el trabajo y lo que piensen los demás ocupe un segundo plano. Este momento no volverá y pasa muy rápido.

María es una periodista que dio a luz hace poco a su segundo hijo, un niño al que puso por nombre Cruz. Su hija está en preescolar. María acaba de cumplir treinta y nueve años y ella y su marido han decidido no tener más hijos. Me comentó: "Este tiempo con Cruz es muy especial. Me doy cuenta de que nunca volveré a amamantar a un bebé ni ha oír sus gorgoritos. Hasta que él nació, no me di cuenta de lo poco que valoré el nacimiento de mi hija. Lo daba todo por sentado. ¡Ahora no me quiero perder nada!". Se ha puesto de acuerdo con sus jefes para trabajar desde casa un par de días por semana y enviar sus artículos por Internet. "No quiero perder la ocasión de pasar este tiempo con mis hijos."

Al final de la cuarentena, se organiza una celebración en la que participa toda la comunidad. Nosotros tenemos una ceremonia de presentación en el templo o en el hogar durante la cual se presenta al mudo el bebé en medio de canciones, bailes, poesía, comida y flores. Todo el mundo trae algún regalo para el bebé, de forma similar a lo que ocurre en la celebración del día 120 de embarazo.

Te invito a que hagas tuya esta tradición, total o parcialmente y que invites a tus familiares, amigos y vecinos. Hace poco coincidí con Julie, una antigua alumna de mis clases de yoga prenatal. Ella había acudido hace siete años a uno de mis primeros cursos y ahora estaba redescubriendo el yoga. Aprovechamos para contarnos lo que había ocurrido en nuestras vidas en esos años y ella me comentó que una de las cosas de las que guardaba un recuerdo más grato era la celebración del final de la cuarentena.

"Sentí que era una tradición hecha a mi medida. Muchas de las enseñanzas yóguicas me parecían espontáneamente adecuadas. La verdad es la verdad. Sabía que mi rabino no se opondría. El Kundalini no iba en contra de ninguna de mis prácticas religiosas. Lo bueno siempre tiene la misma forma. Cuando nació mi hijo, sólo salimos para llevarle a una revisión médica. La gente me decía que estábamos locos y mis amigos judíos hacían comentarios despectivos sobre mis costumbres de 'Nueva Era', pero no les hice caso. Aunque soy una persona con mucha tendencia a angustiarse, en aquellos momentos, sentía una gran conexión con mi hijo. Me sentía maravillosamente bien."

En el nacimiento de su segundo hijo, el proceso fue un tanto distinto porque tenía que ocuparse también de su hija mayor. "Mi hija tampoco salió de casa durante los primeros cuarenta días, aunque yo andaba corriendo de aquí para allá. Aun así, no dejé que las cosas que tenía que hacer me desviaran de mi propósito. Era consciente de lo importante que era aquel momento porque aún recuerdo lo que ocurrió cuando bajé por primera vez que a la calle con mi hijo a dar un paseo. El pobre se llevó las manos a los oídos para protegerse de los ruidos ambientales a los que nosotros estamos tan acostumbrados. En aquel momento, recé para agradecerle a Dios que me hubiese permitido irle acostumbrando poco a poco."

Tengo unas alumnas que son gemelas y que han venido a clase de yoga prenatal en tres ocasiones distintas. Hace poco que volvió una de ellas. Me alegré muchísimo de verla. Ambas nacieron y se criaron en Los Ángeles y toda la familia está muy unida. Han tenido a sus hijos en casa de sus padres. Después de cada parto, cada una de ellas permanecía en casa de los padres con su pareja y los padres se encargaban de todo durante los cuarenta primeros días. Es una hermosa costumbre y muy poco habitual, sobre todo porque la mayoría de los que vivimos en Los Ángeles procedemos de otros lugares y tenemos a la familia lejos, repartida por todo el país. ¡Me encanta que existan costumbres tan arraigadas que funcionan!

MEDITACIÓN PARA CONECTAR CON LA FAMILIA

- Inhala y exhala profundamente por la nariz varias veces.
- Encoge los hombros como si quisieses tocar las orejas; luego, suéltalos y déjalos caer. Repite el proceso por lo menos cinco veces.
- A continuación, cierra los ojos y gira la cabeza primero hacia la derecha y luego, hacia la izquierda, inhalando y exhalando profundamente por la nariz.
- Luego, levanta la cabeza y dirige la mirada hacia el tercer ojo. Empieza a cantar el sonido "Ong" con la lengua enroscada y apretando con la parte de atrás fuertemente en la garganta. Sigue así de tres a siete minutos.
- Sonará como si estuvieses pronunciando un "onnnng" muy nasal. Siente el efecto que produce el sonido al recorrer tu cuerpo. "Ong" se refiere al infinito en su forma más creativa... ¡Vaya, como tú en estos momentos!

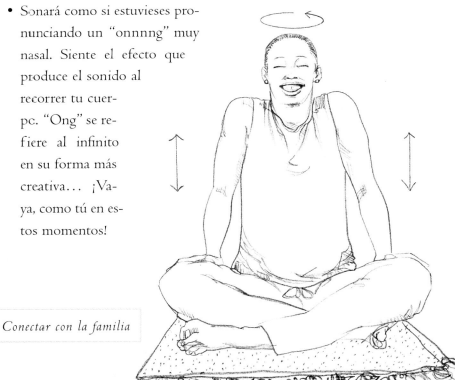

Conectar con la familia

ESTABLECER
NUEVOS ROLES
Y TRADICIONES

No se requieren siglos.
Sólo hacen falta
instantes
y son los más felices.

YOGUI BHAJAN

Permíteme que te cuente brevemente la historia de mi querida alumna Rebecca, que regresó a Los Ángeles después de dejar atrás a su conservadora familia judía e irse a casar a Nueva York. Era muy joven, tendría poco más de veinte años. Acudió a clases desde el principio del embarazo y luego buscó información sobre los temas que yo trataba en clase —que son los que abordo en este libro—. Decidió tener a su hijo en casa. También decidió, tras investigar sobre el asunto, que no había razones médicas que avalasen la necesidad de circuncidar a los niños. De hecho, tanto la asociación médica como la asociación de pediatría norteamericanas han dejado de aconsejar esta práctica, las compañías de seguros ya no la cubren y de hecho, un grupo de pediatras lucha porque se ilegalice puesto que la consideran una mutilación a los niños sin su consentimiento.

La circuncisión es un antiguo rito presente en todo el mundo. Para los judíos y los musulmanes es una práctica religiosa, mientras que en algunos países africanos se asocia a un rito de paso de la pubertad. Los Estados Unidos son el único país que practica la circuncisión sin motivos religiosos. Hemos adaptado antiguas estructuras sociales a la historia moderna. La gente acude hoy a los médicos como antes lo hacía con el sacerdote y, en lugar de ir a los templos, vamos a los hospitales. Y se diría que los productos farmacéuticos son los sacramentos de hoy en día.

A pesar de que era una práctica ligada a su religión, Rebecca y su marido estuvieron de acuerdo en que era importante *no* circuncidar a su hijo.

Cuando los padres de ella supieron lo que se proponían, no les tomaron en serio. "Sois demasiado jóvenes para entender de qué estáis hablando", le dijeron. Pero como ella se mantuvo firme y contaba con el apoyo de su marido, los padres se enfadaron. "Si osáis hacer algo así, os desheredaremos y renegaremos de vosotros y de nuestro nieto", amenazaron. Y aun después de nacer el bebé, la madre de ella seguía furiosa.

Al final, Rebecca comprendió que tenía que hacer algo. "No te permito que te dirijas a mí con tan poco respeto", le dijo a su madre. "Y no permitiré que tomes decisiones que conciernen a mi familia." A continuación, hizo algo muy difícil para una hija que quiere y aprecia a sus padres, les prohibió que volviesen a su casa hasta que no la reconociesen como matriarca de su propia familia. Rebecca sabía que tenía que proteger a su hijo y a su marido de tanta negatividad y tensión y evitar que a su alrededor se oyesen gritos y discusiones.

Fue un gran reto y hubo muchas lágrimas por ambas partes. Pero al ver que Rebecca se ponía firme, sus padres entendieron que hablaba en serio y que era una mujer fuerte, con convicciones. ¡Una cualidad que todos necesitamos! Al final, sus padres aceptaron su decisión. De hecho, la madre de Rebecca ha cambiado por completo. Ahora dice: "No sé cómo nadie puede circuncidar a su hijo."

Cuando se trata del bienestar de tu hijo, tú eres la máxima autoridad y punto. No importa cuánto hayan ayudado los abuelos o el resto de la familia, tú tienes la última palabra. Las tradiciones pueden ser importantes para la unidad familiar y para la cultura en la que vives pero, por favor, considera que las almas nacen completas... Y que no hay ninguna parte del pene de un varón que deba considerarse una anomalía. El prepucio protege al glande durante toda la vida y hoy en día se sabe que basta con mantener una buena higiene para evitar infecciones, por lo que la costumbre de circuncidar carece por completo de sentido.

Creo que es maravilloso e importante conservar ciertas tradiciones, pero puedes cumplir con la ceremonia sin tener que cortar el prepucio y sin hacer pasar a tu hijo por semejante dolor. ¡Adopta una actitud creativa! Existen mil modos de celebrar el pacto entre tu hijo y Dios. Hay formas de honrar a tu familia sin tener que faltarle al respeto a tu hijo. Siempre pienso en una cita del libro *The Sayings of Jesus* que dice: "Si la circuncisión fuese útil, naceríamos sin prepucio."

Ahora que tienes a tu hijo, debes dejar de verte como simple "hija" y pensar más como madre. Hazlo con gracia, con dignidad y usando la oración. Marca lo antes posible cómo quieres que te trate tu familia y ellos lo respetarán. Si no lo hacen, debes replantearte el papel que tienen en tu vida. Si no respetan quién eres ahora, ¿cuándo lo harán? Cabe la posibilidad de que cuando tú asumas tu papel de madre descubras que ellos se sienten liberados y pueden aceptar mejor su rol como abuelos.

Los abuelos tienen una función: mimar a sus nietos y colmarles de amor y atenciones. Ya hicieron el trabajo difícil al educarte a ti, ahora les queda disfrutar de sus nietos sin ser los responsables de los mismos. Aprovecha su sabiduría para beneficio tuyo y de tus hijos.

CANCIÓN DE GRATITUD Y AMOR

Ésta es la canción que cantamos cuando nace un niño para darle la bienvenida al mundo. También la cantamos al terminar cada clase.

> *Que el eterno sol te ilumine*
> *el amor te rodee*
> *y la luz pura interior*
> *guíe tu camino.*

Di estas palabras a todos los que están en tu vida, a los abuelos de tus hijos y a tus padres que te dieron la vida. Olvida los juicios. Te dieron la vida y si no puedes bendecirles por nada más, bendíceles al menos por eso, porque sin ellos, si un óvulo no se hubiese encontrado con un espermatozoide, no podrías vivir esta experiencia de ser madre. Sin ellos, tú no existirías, tú, ese ser maravilloso. En los momentos difíciles, recuerda esta oración. De hecho, si puedes, ponla en una nota en tu nevera, grábala en tu contestador, dila cuando nazca un bebé, lo que prefieras. Te aportará confianza, amor y luz. ¡No nos cansamos de repetirla!

CAMA FAMILIAR

Para otras culturas, nuestra necesidad de salas de maternidad o de tener una habitación especial para el bebé con su cuna, su cambiador, su móvil sobre la cuna, etc. es incomprensible. Los antropólogos explican que en la mayoría de culturas, los niños y los bebés comparten la habitación con los padres. El número que trata de imitar nuestro modelo, es decir, el tener al bebé en una sala aparte es exactamente... cero.

Tu hijo ni necesita ni quiere una cuna de moda ni una habitación a parte, lo que anhela es tu cercanía. Al igual que un canguro sólo necesita la bolsa de su madre, a tu hijo le alimenta tu proximidad. Las necesidades de un niño no se satisfacen acudiendo a una tienda de juguetes ni teniendo el cochecito más moderno de la ciudad. Recuerda bien que el niño sólo requiere ternura y contacto. Mi maestro dijo en una ocasión: "Un niño tiene que crecer con coraje. ¿Qué puede arreglar un terapeuta si el niño lleva la inseguridad en los genes y se ha sentido solo?". De hecho, en algunos países no se entendería que un bebé pudiese ir en un cochecito empujado por su madre, es decir, delante de ella. ¿Cómo va a sentirse protegido? ¡En la mayoría de las culturas, el bebé va detrás de la madre!

Duerme con tu hijo y no te preocupes por los horarios. Cuando el bebé llora es porque te quiere decir algo: tengo hambre, estoy cansado, necesito que me cambies el pañal, quiero que me abraces... Es muy sencillo. ¿Cómo sabe que tiene hambre? Porque le cruje el estómago y el ruido le despierta. Un bebé no pretende despertar a su madre para que lo alimente, pero lo cierto es que su estómago no parará hasta que reciba su comida. Es mucho mejor si no tienes que recorrer ningún pasillo, si tienes al bebé justo al lado. El bebé tendrá su propio horario y será el más adecuado para él. Será el horario perfecto, tan mágico y único como él mismo.

Tal vez hayas oído hablar de esa costumbre por la cual los padres organizan el sueño de sus hijos para poder dormir ellos toda la noche de un tirón. Algunas madres vienen a clase ansiosas por contar a las demás cómo han conseguido que sus hijos duerman la noche completa. "Estoy encantada", dicen. ¿De qué están tan orgullosas? ¿Acaso es un concurso? Eso lleva a otras madres a pensar que sus hijos tienen algún problema porque no duermen toda la noche.

En muchos lugares del mundo, la madre y el padre duermen con el bebé en la cama. Cuando la madre le da el pecho, se lo da y cuando el bebé se despierta, ella se despierta. Pero en Occidente somos tan metódicos. Leemos todos esos libros sobre cómo planificar, sobre cómo dejar que el niño llore hasta que se canse. Las madres vienen a verme muy angustiadas y me dicen: "Quiero que mi bebé duerma toda la noche, pero no soy capaz de dejarle llorar." Pues no lo hagas. ¡Abrázale y dale el pecho!

Gran parte de la información que se facilita a las madres está destinada a hacer que el bebé "encaje" en la vida de los adultos. Pero lo que necesitas hacer, aquello con lo que disfrutarás de verdad, es crear una nueva vida para todos los integrantes de la familia: el bebé, la madre y el padre. En un año, tu hijo empezará a hablar y caminará, con lo que se irá alejando de ti cada vez más. Seguirá alejándose toda la vida, hasta convertirse en un ser fuerte e independiente, tal y como es el deseo de los padres. *La cercanía que vives con tu hijo durante el embarazo y el primer año no volverá.* Por favor, no pretendas que este periodo sea como cualquier otro. No te esfuerces por organizar las cosas. Lo que te digo es que la vida es menos complicada. Simplifica, simplifica, simplifica. Entrega, entrega, entrega. Vive cada momento como lo que es, un instante precioso.

Cuando eras pequeña, ¿qué te apetecía hacer nada más despertar? Ir corriendo a la cama de tus padres, sin duda. En una familia sana, lo normal es que los hijos quieran estar cerca de los padres. Por otro lado, está muy bien que a medida que crecen, los niños tengan su habitación y su espacio para que puedan pasar tiempo a solas, pero no es una necesidad.

En la década de los sesenta, recorrí México en autostop. ¡Gracias a Dios sigo viva para contarlo! En una ocasión, estaba en el sur de Oaxaca y quería vivir como una auténtica india nativa. No tenía ni la más remota idea de qué tribus vivían en la zona ni qué diferencias culturales había entre los indígenas locales, pero, como no me apetecía vivir la vida de una norteamericana convencional, fui a buscar refugio entre los nativos. A ellos, les parecía una mujer muy rara. Se preguntaban qué pretendía aquella loca jovencita imitando lo que ellos hacían. Aun así, me abrieron sus chozas y aprendí mucho de ellos. Una de las cosas que más me impresionó fue la forma en la que trataban a sus hijos. Para empezar, los padres llevaban a cuestas a sus hijos a todas partes. Si tenían que ir al trabajo, llevaban a sus hijos. Cuando los bebés no estaban directamente sobre sus madres, tenían a toda la familia vigilándoles de cerca. Colgaban cajas de Coca-Cola sujetas con cuerdas al techo para mantener a los bebés fuera del alcance de animales y bichos. La gracia es que a lo largo del día siempre pasaba algún familiar que daba un empujoncito a la improvisada cuna con lo que el bebé siempre estaba mecido y veía a todos ir y venir desde su butaca de primera fila.

Cuando Wa nació, alguien me regaló una hamaca individual de un tejido muy suave. Un día, la colgué sobre la mesa de la cocina, coloqué una piel de oveja en su interior y puse sobre ella al bebé. Ella miraba a su alrededor, hacia arriba y hacia abajo. Parecía que estaba en el nido de un pájaro. Cada vez que alguien pasaba junto a la hamaca, la mecía suavemente. A Wa le encantaba estar ahí, "colgada".

Si entras en una de esas grandes tiendas para bebés saldrás con la impresión de que necesitas comprar un cochecito a la última, un cambiador precioso, un móvil para la cuna y un calentador de biberones digital porque, de lo contrario, no serás una buena madre. No es así. Para ser una madre extraordinaria sólo necesitas tus brazos. ¿No te puedes permitir comprar un cambiador? ¡Pues cambia al bebé en la cama! Cuando superes todos los condicionamientos del marketing y te conectes con tu corazón y con tu bebé, encontrarás soluciones para todo. ¿Qué necesita ese pequeñín? No me refiero a todos los bebés sino al tuyo. Conéctate con tu intuición y con tu sabiduría interior, recurre a tu identidad. Tú eliges a tu hijo y tu hijo te elige a ti. Es un contrato maravilloso.

Desde que Wa nació durmió siempre con su padre y conmigo. Fue una experiencia deliciosa porque aunque su padre no tuviese la ocasión de pasar demasiado tiempo con ella durante el día porque tenía que ir al trabajo, por la noche podía recuperar la sensación. Por la noche la familia puede compartir el sueño. Imagina lo que es despertar y mirarse a los ojos tú, tu pareja y tu bebé o verles dormir a tu lado, oler su aroma, escuchar su respiración suave, inhalando y exhalando. *No hay nada en el mundo que se pueda comparar con eso.*

Si quieres abrazar a tu pareja, coloca al bebé a tu espalda para que puedas acurrucarte a tu antojo. ¿Y si te apetece hacer el amor? Deja al bebé durmiendo en la cama e iros a otra habitación. Buscad lugares creativos en la casa. Es un buen momento para usar la imaginación y además, ¡puede ser muy divertido!

Las madres y los padres se preguntan si tendrán problemas para conciliar el sueño. Algunas noches, el padre irá a dormir al sofá y la madre se quedará en la habitación, dando de mamar al bebé. A veces parece una comedia. Te levantas por la mañana y te preguntas si el bebé se despertó por la noche porque todo se confunde, como en un sueño. Cuando Wa empezó a rodar por las noches, pusimos el colchón en el suelo para no tener que preocuparnos de que se pudiese caer. Guardamos el somier en el garaje durante un tiempo. Cuando empezó a gatear, pusimos mecanismos de seguridad en la habitación para que no hubiese peligro alguno cuando saliese de la cama. A veces me despertaba y la veía en la otra punta del dormitorio, dormida en el suelo. Hoy es una mujer muy flexible tanto física como mentalmente. Puede dormir donde sea y conserva la espontaneidad en casi cualquier situación.

Cuando tienes hijos, te enfrentas a lo desconocido a diario. Haz lo que puedas cuando puedas porque los niños son siempre impredecibles. No intentes tenerlo todo claro, porque en cuanto hayas entendido algo surgirá un nuevo interrogante. Sé como un río. Fluye y vive en tiempo presente.

Escribo estas líneas en un momento especialmente trágico de la Historia, después de los atentados del 11 de septiembre de 2001. La tragedia que asoló Nueva York, Washington y Pensilvania, donde los terroristas segaron miles de vidas. El mundo atraviesa tiempos difíciles. Es buen momento para abrazarnos, para que las familias duerman unidas, para que las naciones permanezcan juntas. La paz y la solidaridad empiezan en cada casa. Cuando mi maestro llegó a América procedente de la India, en 1969, solía usar el término "acogedor" con mucha frecuencia. Lo pronunciaba con un marcado acento indio, difícil de entender. A nosotros nos parecía un término algo ñoño, pero con el tiempo, llegamos a apreciar el valor de ese sencillo adjetivo. Lo que es acogedor te hace sentir bien. Así que haz como una gata con sus gatitos: acoge en tu cama a tus hijos. ¡Que tengáis dulces sueños!

HACER FRENTE A LOS RETOS DEL MAÑANA UNIDOS

- Siéntate con tu pareja en el suelo, a poder ser sobre los talones. Si no, en postura fácil.
- Tomaos de las manos procurando que las rodillas se toquen. A continuación, dejaros caer hacia atrás hasta donde os resulte cómodo.
- Cerrad los ojos e inhalad pensando en "Sat". Al exhalar, pronunciar un "Naaaaaam" largo y uniforme.
- Repetid el proceso durante tres minutos. Al finalizar, volved al centro. ¡No olvidéis daros un beso al acabar!

Hacer frente a los retos del mañana

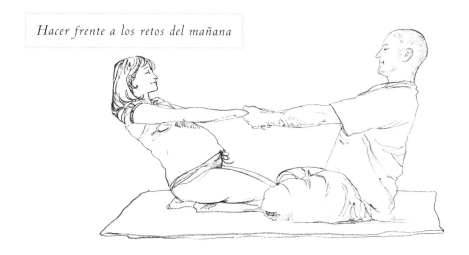

DARSE TIEMPO: CAMBIOS EN LA FAMILIA

*La vida no puede volver
a ser como antes.
La evolución no camina
marcha atrás.*

JACOB LIBERMAN
*Wisdom from an
empty Mind*

A la gente siempre le sorprende la alegre algarabía que se oye siempre durante las clases de yoga para el postparto. Suenan arrullos y llantos, risas y charlas mientras bebés y niños interactúan con sus madres que practican yoga. Así como el embarazo es un tiempo de ensueño, lleno de preguntas y de deseos para el futuro, tras el nacimiento del bebé, empieza la vida en tiempo real. ¡Llegan los pañales sucios, las noches en vela, el hacer malabarismos y el adaptarse a un mayor nivel de ruido! Y ahí es donde empiezas a conocer la auténtica y duradera dicha de vivir en familia: cuando el bebé está en el mundo, vives una gran paradoja porque, aunque tu vida es más incómoda y caótica, también es más impresionante e interesante de lo que jamás soñaste que podía ser.

Con tanto ir y venir y tantas obligaciones diarias es fácil olvidar que está teniendo lugar una importante transición. Has pasado de hacerte preguntas sobre la lactancia a producir leche, de imaginar y soñar con el aspecto que tendría tu bebé a llevarle en brazos. Cada día ocurre una metamorfosis: te despiertas y a tu lado está un alma plenamente realizada que cambia en minutos bajo tu atenta mirada. La velocidad a la que crecen los niños es sorprendente y la experiencia que tanto tú como tu familia tendréis os cambiará para siempre. Tener conciencia de ello te ayudará a sobrellevar mejor los desafíos propios de esta época de cambios.

Además de tener un bebé, ahora tienes una familia o, si ya la tenías, te has hecho con una mayor. La llegada de este nuevo ser a la casa inspirará una nueva y más profunda conexión con tu pareja.

Si tienes otros hijos, se estarán preguntando cómo encajan ellos en la nueva situación. Muchas veces, vienen a clase madres embarazadas de sus segundos hijos y me expresan su preocupación: "¿Cómo va a salir? ¿Cómo voy a tener tiempo para todos?", preguntan. Una mujer tenía un hijo de tres años y estaba asustada por las muchas historias que le habían contado sobre cómo niños ya mayores vuelven a la etapa de los pañales cuando tienen un hermano. Eso puede ocurrir, pero no con la frecuencia con la que se narra. No paramos de escuchar historias pero sólo retenemos las catastrofistas. Toma conciencia de que tu hijo tendrá que convertirse en hermano o hermana mayor y para ayudarle dispones de dos herramientas: el permitir y el incluir.

Permite a tu hijo que viva a su modo la etapa de transición y bríndale amor y comprensión, no le juzgues ni castigues. Anímale a hablar sobre cómo se siente. E inclúyele en este nuevo milagro familiar. Si duermes con el bebé, deja a tu otro hijo que venga a dormir con vosotros, tal vez junto a papá. Permítele que te "ayude" si le apetece y, cuando el bebé duerma, dedícale tiempo al hermano o hermana mayor. Leerle un cuento y charlar con él le ayudará a comprender que no ha perdido su lugar en tu corazón. Los niños sienten un amor incondicional por sus madres. Lo que la madre dice significa mucho. Explícale por qué tienes que dedicarle algo de tiempo a su hermano o hermana que acaba de llegar al mundo. Trátale con respeto; los niños son muy sabios. Todo saldrá como es debido cuando sea el momento… ¡dale tiempo! Busca la forma de salir a solas con tu hijo o hija mayor y el bebé, aunque sea para ir a comprar a la tienda o al parque durante una hora.

A veces escucho a las madres decir: "Quiero tanto a mi hijo que no puedo imaginar queriendo a nadie más. ¿De dónde va a salir el amor que he de sentir por mi segundo hijo?" Ésa es una de las mayores bendiciones de tener hijos, que te proporcionan una experiencia directa de la abundancia del Universo. La verdad es que hay amor en abundancia. El amor crece exponencialmente en el momento en que se da a otro. El miedo a que puede no haber suficiente amor procede de una falsa sensación de escasez. No sólo hay suficiente amor para tu nuevo hijo, tienes más amor para tu pareja del que imaginas y el amor que puedes sentir por tus hijos está fuera de toda medida. El amor engendra amor. No tienes que creerlo. Es un hecho. Simplemente ocurre.

EJERCICIO "HAY SUFICIENTE AMOR PARA TODOS"

Este ejercicio estimula el chakra del corazón y nos recuerda que el amor no tiene límites:

- Siéntate sobre tus talones o en postura fácil, con la espalda erguida y las manos juntas a la altura del pecho, en mudra de plegaria.
- Centra tu mirada en la punta de tu nariz.
- Abre los brazos hacia los lados como si quisieses empujar las paredes y, luego, vuelve a la posición original.
- Con cada movimiento de brazos, repite el mantra "Hummmmmmm" en voz alta, juntando los labios para producir una ligera vibración similar al zumbido de una abeja. El sonido "Hum" abre el corazón. Continúa de tres a siete minutos.

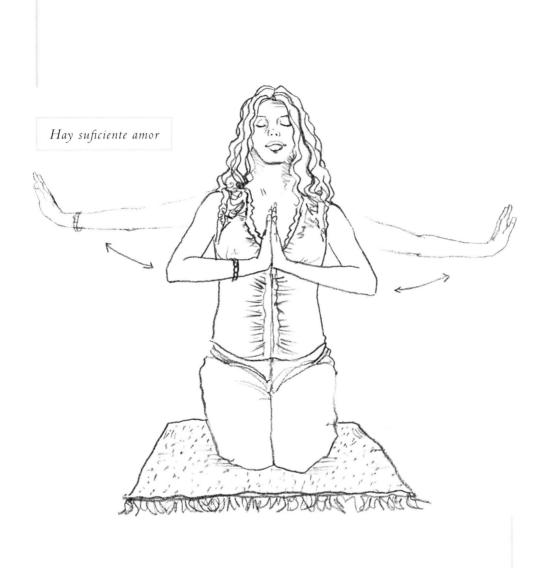

Hay suficiente amor

EL HORIZONTE ILIMITADO DEL AMOR DE UNA MADRE

Ser una buena madre, feliz, es un trabajo enorme y muy importante. Es una gran suerte que cumplas tu cometido y te entregues al mundo. Ahora mismo, puede que estés hasta el gorro de cambiar pañales, que no tengas tiempo de darte una ducha, que no puedas encontrar el inalámbrico y que al leer lo que acabo de decir exclames: "¡Qué dice! ¿Ahora tengo que salvar al mundo? ¡Esto es demasiado!". Sin embargo, es cierto. La única manera de que el mundo logre su cometido de luz y reinen en él el amor y la hermandad es que cada una de nosotras, en la intimidad de su hogar, cree un espacio de amor y crecimiento.

Hace unos años, tuvimos una alumna muy hermosa. Llegó a término con un embarazo muy complicado y entonces tuvo un hijo con problemas físicos. Es algo poco frecuente. Después de dieciocho años enseñando a mujeres embarazadas, puedo contar con los dedos de una mano el número de bebés que no han nacido sanos y felices. Pero aquel pequeñín tenía un destino distinto y murió al poco tiempo.

La madre lo pasó muy mal pero decidió hacer algo con aquel dolor. Descubrió que en la zona de Los Ángeles había una gran necesidad de zonas de juegos para niños con deficiencias. Empezó a recaudar fondos a través de funciones benéficas y subastas. Consiguió llamar la atención de la prensa local y el resultado de su esfuerzo y de quienes se sumaron a su causa fue la creación de un hermoso parque infantil en el que todos los juegos eran accesibles a niños con discapacidades sin que eso excluyese que pudiesen jugar en él toda clase de niños.

En la actualidad, trabaja para conseguir un segundo parque y no hay quien la detenga. Aprendamos de ella: cogió el amor que sentía por un niño y lo transformó en amor hacia todos los niños. De lo que das, recibes... Ahora ha dado a luz a un segundo bebé, una niña perfectamente sana y feliz.

¿Podemos querer no sólo a nuestros hijos, sino a sus compañeros de juegos y cuidar de ellos con amor y fuerza? ¿Podemos querer a niños que viven en otros continentes y hablan otros idiomas, que adoran de manera distinta a la nuestra al mismo Dios que está en el interior de todos nosotros? Nuestra capacidad de dar amor no conoce límites. El amor engendra amor; cuanto más des, más tendrás. Que tus hijos vean en ti una capacidad de amor sin límites y universal es el mejor regalo que puedes hacerles.

MEDITACIÓN PARA LA FUERZA MATERNAL

Ésta es la meditación llamada "de la fuerza maternal".

- Siéntate en postura fácil, con la espalda bien erguida y las manos sobre las rodillas en *gyan mudra*, es decir, con el dedo índice tocando el pulgar.
- Canta en voz alta el sonido "Maaaa" ocho veces por cada respiración, y sigue así de tres a siete minutos.
- A continuación, permanece sentada, en silencio, visualizando que tu corazón se llena de luz.

REFLEXIÓN FINAL: UN MUNDO NUEVO

Todos los que estudiáis estas antiguas enseñanzas y las aplicáis en vuestra vida sois pioneros de la nueva era. Sois la cresta histórica de la esperanza y del desarrollo que darán vida a un nuevo nivel de conciencia y de civilización. Vuestro esfuerzo ayuda a nacer la Era de Acuario.

YOGUI BHAJAN

Los ángeles llegan sin alas, tenemos que reconocerles por sus sonrisas. En los años que llevo dedicada a dar clases a madres, padres y bebés, he visto ángeles de toda forma y color. En un viaje a Costa Rica, país en el que dirigí un retiro de yoga, conocí a una niña que se grabó en mi memoria. Vino con su madre desde Boston para pasar una semana con nosotros.

La madre había empezado a practicar yoga y meditación durante el embarazo y, desde entonces, no lo había dejado. La niña no tenía más de siete años, pero quiso levantarse a las 4:00 de la mañana para hacer con nosotros la *sadhana* o práctica yóguica diaria con la que se inicia el día. ¡Hace los ejercicios de yoga con la concentración y el aplomo de un adulto! Bueno, con más control que algunos adultos que conozco. Había empezado a sentir el yoga antes de nacer, en la seguridad del vientre de su madre. Pero a pesar de su corta edad, escribía poemas en su diario y tenía una voz clara y luminosa que vibraba como una campana. Un día, fuimos de excursión por la jungla costarricense para ver unas impresionantes cataratas. Observé que se distanciaba del grupo. Cuando volví a mirar, descubrí que estaba rodeada de mariposas monarca. Estaba contemplando a una que se había posado delicadamente en la palma de su mano. Ella no la asía, simplemente estiraba su mano para darle espacio a la mariposa. Era una escena tan bella que, aún hoy, me emociono al recordarla.

Me pregunto si su rostro no será el reflejo de lo que pueden lograr padres y madres comprometidos con una vida consciente. Creo que sí.

Los niños que nacen ahora forman parte de la vanguardia de la Era de Acuario. Hay quien les denomina "niños índigo" porque se cree que irradian un aura de color azul intenso. Se trata de niños más conscientes y con un mayor desarrollo espiritual. En otras palabras, los niños de la Era de Acuario tienen una inteligencia y una vibración superiores. No tenemos que enseñarles nada, es hora de limpiar nuestras mentes. Que nuestra misión como padres sea ayudarles a alcanzar su máximo potencial. De la grandeza de ese potencial surgirá una conciencia que sanará al mundo a través de la luz y el amor incondicional.

En la Era de Acuario hacia la que nos dirigimos, la pauta será: "Lo sé, luego lo creo." ¿Y cómo sabremos que sabemos? Lo sentiremos en lo más hondo de nuestro ser. El tiempo de buscar a Dios ha llegado a su fin; ahora es tiempo de descubrir al Dios que llevamos dentro. "Ha llegado la hora de valorarnos a nosotros mismos", dijo mi maestro. Esto supone un cambio radical de perspectiva con respecto a la Era de Piscis en la que la humanidad ha estado inmersa durante los últimos dos mil años. En aquélla era, nos movíamos por lo siguiente: "Si el cura, el rabino, el ancestro o el doctor lo dice, lo creo." La transición de la Era de Piscis hacia la nueva Era de Acuario durará veintiún años, de 1991 a 2012. Durante ese tiempo, cada uno de nosotros tendrá que descubrir y aceptar la verdad de quienes somos.

La ciencia empieza a confirmar todo esto. Tras examinar a quince mil bebés, un grupo de investigadores chinos ha llegado a la conclusión de que la estructura cerebral está cambiando. Esto remite a algo que Yogui Bhajan predijo en 1992, cuando afirmó que seríamos testigos de una evolución en la conciencia de los niños. Va siendo hora de que veamos a nuestros hijos como maestros; debemos esforzarnos por ser cada vez más conscientes y conseguir un mayor dominio de nosotros mismos para llegar a la altura de los gloriosos hijos que traemos al mundo en estos tiempos.

Confío en que este libro te haya servido para descubrir posibilidades del embarazo y la maternidad que desconocías o que no te habías planteado. En estos tiempos que nos ha tocado vivir, es más importante que nunca cuestionar las formas y los métodos que utilizamos para traer hijos al mundo y educarles. El investigador francés Michel Odent, al que he citado varias veces en este libro, se plantea lo siguiente: "Como seres humanos, no podemos dejar de pensar en la civilización. ¿Y qué futuro puede esperar a una generación nacida entre anestesia y medicamentos?". La tradición sij sostiene que bastan cinco generaciones para que la Tierra se vuelva pura; de hecho, los sijs se llaman a sí mismos "Khalsa" que significa "los puros". No necesitamos más seres humanos en el planeta, necesitamos seres humanos excelentes, con una mayor capacidad de amar y de guiarnos a través de la confusión actual hacia una nueva era en la que la principal cualidad humana sea la compasión y el abrir el corazón.

No es la primera vez que lo digo, pero merece la pena repetirlo: puede que creas que sólo vas a tener un hijo, pero en realidad, se te brinda la posibilidad de salvar el mundo. Ni más ni menos. Fíjate en su santidad el Dalai Lama, por ejemplo. ¡Mira a dónde puede llegar la contribución de un solo hombre! Toma nota de la increíble posibilidad que se abre ante ti de cambiar el mundo si cambias tu conciencia y la de tu familia.

Piensa en el pasado y en cómo muchos de nosotros optamos por el crecimiento personal tras ver a nuestros padres y decirnos: "Me niego a ser tan desdichado, a vivir tan atrapado, tan hundido en lo desagradable."

Ahora tienes la maravillosa oportunidad de convertirte en un ejemplo luminoso para los más jóvenes, de modo que tus hijos te miren y digan: "¡Mis padres son un excelente ejemplo a seguir!". Las herramientas que te proporciona este libro pueden ser de gran ayuda para lograr este cometido. Te animo de corazón a que incorpores el kundalini yoga y la meditación a tu rutina diaria. Te invito sobre todo a que acudas a clases de yoga, sea del tipo que sea. La energía que genera un grupo multiplica los efectos beneficiosos de la práctica de yoga. El mejor regalo que le puedes hacer a tu hijo y a todos los niños es convertirte en un adulto agradecido, lleno de gracia y conciencia, que vive en el presente. Que la gracia de Dios te guíe en tu camino.

MEDITACIÓN PARA CREAR UN MUNDO HERMOSO

Esta meditación es muy potente. Aporta sanación y paz al planeta. Está pensada para que la hagas durante cuarenta días.

- Siéntate con la espalda erguida, la mandíbula ligeramente metida, el pecho fuera y los hombros relajados.
- Junta las manos en postura de plegaria en el centro del pecho y aprieta las palmas la una contra la otra con fuerza.
- Orienta los ojos hacia el tercer ojo e imagina que estás sentada en la cima de una montaña desde la que contemplas a toda la Humanidad. Desde allí, envía olas de paz a todo el planeta.
- El mantra "Ra Ma Da Sa Sa Se So Hung" crea una corriente de sonido muy poderosa que tiene un efecto sanador inmediato sobre tu persona y sobre los demás. El significado del mantra es el siguiente:

Ra = sol
Ma = luna
Da = tierra
Sa = Infinito
Se = totalidad de la experiencia
So Hung = Yo soy uno contigo

Melodía del mantra "Ra Ma Da Sa"

RA MA DA SA   SA SAY So hung

- Canta el mantra en voz alta durante doce minutos, luego cántalo susurrando durante cinco minutos y, por último, repítelo mentalmente, guardando silencio, durante un minuto. Al finalizar, inhala hondo y exhala. Permanece sentada unos segundos y ora por quienes lo necesitan.

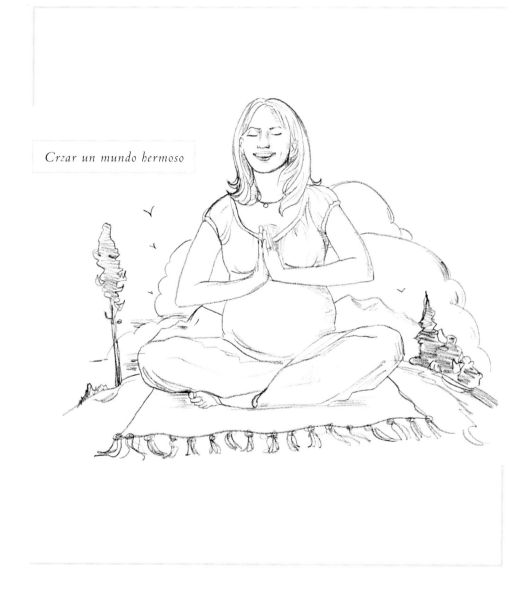

Crear un mundo hermoso

GLOSARIO DE TÉRMINOS YÓGUICOS

Ambrosía, horas de: primeras horas de la mañana, dos horas antes de la salida del sol.

Asana: postura de yoga.

Chakra: vórtice de energía que gira en torno al cuerpo en espiral. Cada vórtice irradia una energía concreta que afecta a la salud, el bienestar y la felicidad de la persona.

Dharma: el camino de la vida.

Guru: Aquel que lleva de la oscuridad a la luz.

Karma: ley cósmica de causa y efecto.

Khalsa: literalmente significa "puro".

Kriya: significa "acción terminada"; secuencia de posturas de yoga, técnicas de respiración, mantras y posiciones de manos que han de usarse en un orden determinado.

Kurdalini: energía primaria que descansa enroscada en la base de la columna.

Mantra: sonido repetitivo que se emplea para introducir un cambio en la conciencia.

Mudra: posición de manos en yoga que tiene por fin estimular determinadas áreas del cerebro.

Prana: energía que sustenta la vida.

Pranayama: técnica de respiración yóguica.

Sadhana: práctica espiritual diaria que se realiza, habitualmente, a primera hora de la mañana.

Shakti: aspecto femenino de Dios.

Sij: Literalmente significa "el que busca la verdad". Persona que sigue la religión del mismo nombre. Esta religión procede de la India.

Vegana: tipo de dieta en la que no se ingiere ningún alimento de procedencia animal; se basa exclusivamente en el consumo de productos de cosecha.

Wahe Guru: mantra que expresa la indescriptible majestad de Dios.

Yatra: peregrinaje espiritual.

Yoga: unión de la conciencia individual con la conciencia universal.

Yogui: persona que practica el yoga y adquiere el dominio de sí.

Yoguini: femenino de yogui.

DATOS DE INTERÉS

Si deseas ponerte en contacto conmigo, comprar material de la escuela o visitarnos cuando pases por Los Ángeles, la dirección del centro es:

Golden Bridge
5901 West 3rd Street
Los Ángeles, CA 90036
Teléfono: (001) 323 936 4172
doyoga@pacbell.net
www.goldenbridgeyoga.com

En Golden Bridge encontrarás algunos CD con la música que recomiendo para crear tu espacio sagrado durante tus meditaciones, en el parto y en tu vida diaria:

Sing Kaur, Vol. 1 y 2.
Adi Shakti
On this Day
Sadasats

Guru Singh
I Am Thine
Humme Hum

Mi página web personal es: www.gurmukh.com

Para más información sobre Michel Odent y su proyecto de investigación, consulta www.birthworks.org

Para más información sobre lactancia materna, contacta con La Liga de la Leche más cercana a tu localidad: www.lalecheleague.org

Otras direcciones de interés:

Asociación Española de Kundalini Yoga
A.E.K.Y.
www.kundaliniyoga.es

Néctar Kundalini Yoga
Sicilia 236 (bis)
08013 Barcelona
Tel.: 932 658 926
www.nectarkundaliniyoga.com
hargobindkaur@nectarkundaliniyoga.com

Asociación Internacional de Kundalini Yoga
Nuevo México, EE.UU.
ikita@mailfactory.net

Argentina
surya_kaur@yahoo.com.ar

México
www.kundaliniyoga.com.mx

Paraguay
maridela@telesurf.com.py

Nacer en casa
Goya 4
19171 Cabanillas del Campo
Guadalajara
Tel.: 949 324 519

Grupo GÉNESIS. Nacimiento en libertad
León 3
28014 Madrid
Tel.: 913 690 546

Yoga para bebés y mamás
Tel.: 616 596 289

Crianza natural
Tel.: 937 613 011
immaylluis@hotmail.com

AGRADECIMIENTOS

*El maestro
abre la puerta,
pero tú
debes cruzarla.*

PROVERBIO CHINO

Tengo que dar las gracias a muchas personas que han colaborado en el proyecto para escribir este libro. Espero que estas páginas sirvan como una llamada a las madres para que se unan y recorran juntas el camino hacia una nueva conciencia que nos permita ser elevadas, poderosas, recuperar nuestra fuerza, mantener a los niños cerca de nosotras para que sepan luego caminar solos por el mundo y hacer algo grandioso de sus vidas. En la época que está por venir, el término "grandioso" tendrá una nueva connotación porque equivaldrá a "desde el corazón".

Y así es como quiero dar las gracias a tantas personas, desde mi corazón. Para Yogui Bhajan, que ha sido mi maestro durante treinta y dos años y me ha guiado para que aprenda estas antiguas enseñanzas que siguen vivas en nosotros gracias a él, vaya mi gratitud eterna. En todos estos años, nos ha mostrado sin tregua cómo vivir una vida sana, feliz y santa. A mi amado esposo y a mi hija, que son mi inspiración.

Eternas gracias, también, a Samantha Dunn, que cogió unas cuantas notas escritas a mano y pensamientos inconexos y los situó en cada página como auténticas perlas. A mi editora, Diane Reverand, por su apoyo, guía y amistad, que valen su peso en oro para mí. A St. Martin's Press, que aceptó mi proyecto de manera milagrosa. A mi agente, Jane Dystel. La fecha de entrega del manuscrito coincidió con la horrorosa semana de los atentados del 11 de septiembre en Nueva York, Washington y Pensilvania. Ella, que es una neoyorquina de pura cepa, fuerte como la que más, me dijo a pesar de todo: "¡No pares! ¡Cumple con el plazo! Ahora, el mundo necesita tu libro más que nunca."

Quiero dar las gracias a los empleados y voluntarios que colaboran en el centro Golden Bridge por darme ánimos y a mi talentosa asistente, Marlene Stevens, que se ha mantenido firme y confiada, en las duras y en las maduras, veinticuatro horas al día. Gracias también a la YMCA del norte de Hollywood por hacer posible mi delicioso baño matinal diario. La natación mantuvo en equilibrio mi mente y la amabilidad de sus gentes aún colma mi corazón. Quiero manifestar mi agradecimiento y bendecir a Tej Kaur, mi amiga, que ha sabido encontrar el dato preciso en los textos antiguos para enriquecer este proyecto.

Mi gratitud y mis bendiciones a mis padres y familiares por permitirme volver a la Tierra y ayudarme a ser quien soy hoy. Me inclino ante vosotros.

Agradezco, asimismo, a todos los escritores que me han precedido e inspirado, elevado y formado sobre el mundo de la maternidad. A los dedicados e incansables profesionales médicos que traen a nuevas almas a este mundo, sobre todo a aquellos médicos y comadronas que han arriesgado su reputación, su seguridad económica y, en ocasiones, hasta su vida por aportar justicia y libertad a las madres y a los hijos. Le estoy muy agradecida también a Cindy Crawford. Es un ángel no sólo por haber escrito el prólogo de este libro, sino por representar con una tremenda fuerza a las mujeres allá donde va, y por su voluntad de inspirar y ver unidas a las mujeres con toda su fuerza y su gloria.

Quiero rendir un homenaje a todas las madres que han pasado por mis clases y que han traído a nuevas almas al mundo. Su compromiso y esfuerzo, su conciencia, su deseo de compartir y de crear una comunidad me han ayudado a seguir adelante. Deseo, asimismo, mostrar mi agradecimiento a todas las personas que han compartido sus pensamientos e historias conmigo o con Samantha, ya sea por teléfono, por fax o por *e-mail*. Gracias también a Donna Burns, Alice Dodd,

Jalila Salaam y Richard Rusnak por posar para las ilustraciones que recogen estas páginas. Gracias también a Dawn y Clive Baillie de BLT & Associates, artistas y practicantes de Kundalini yoga. Os estaré eternamente agradecida por el hermoso trabajo que habéis realizado para la portada.

Por último, me inclino ante todas las madres que han dado a luz a sus hijos o están por hacerlo. Tenéis el mundo en vuestros brazos y en vuestros vientres. Que el Creador os guíe y proteja siempre para que podamos ver surgir una nueva era de claridad y comprensión.

Gracias a todas; que el eterno sol os ilumine y la fuerza creativa del Universo os guíe y proteja.

SAT NAM.
GURMUKH
LOS ÁNGELES, 2001

240

ÍNDICE ANALÍTICO

A

abortos en el primer trimestre de embarazo, 73
Acuario, Era de, 228, 229
Adi Shakti, 112
adicción, 2
aeróbic, 9
   clases para embarazadas, 35-36
Afrodita, diosa, 141
alegría, dicha de la madre, 87-91
   transmisión al bebé, 90
alma(s), 8, 19, 20, 25, 56, 69, 107, 111, 114
   la venida (celebración) del, 73-75
   reencarnación de las, 19, 20
altar(es) para la meditación, oración en casa, 26, 27
alucinógenos(as), drogas, 7
ambrosía, horas de, 233
amniótico, líquido, 142, 183
amor
   a los hijos, 223-224
   de madre, 226
amrit vela, 160
anestesia, 4, 124, 128, 137, 183
   epidural, IV, XII, 4, 69
   general, 197

anfetaminas, 2
Aries, signo de, 112
Arjuna, 160, 161
aura
   campo de energía, 21
   vínculo energético entre el bebé y su madre, 210
asana, 11, 233
Asclepio, 131
ashram, 7, 8, 31
autoestima y aceptación, ejercicios para la, 47-48
ayurvédica(s)
   infusiones, 204
   medicina, 202

B

bebé, conectar con el, 75-76
brahmán, 86
Buda, 148, 149, 179

C

Cábala, 19
cama familiar, 217-221

campo magnético que emite todo ser vivo, 89
Cáncer, signo de, 141
canción de gratitud y amor
   a los padres, 215-216
cesárea, 126, 131, 132, 183, 197
circuncidar, 5
circuncisión, 213-215
comadrona(s), 68, 69, 110, 111
conciencia, evolución de la, 229-230
cracners, 39
Creador, el, 55, 59
cuarentena
   ayuda de la familia durante la, 209, 214
   celebración al final de la, 210
   cifra simbólica, 209
   de meditación, oración y visualización, 84
   para adquirir seguridad el bebé, 208-209

CH

chakra, 19, 31, 80, 162, 224, *233*
chi, energía vital, 31

D

Dalai Lama, 230
dar a luz, 109-115
   ayuda del marido, 111-113
   con la luna de Piscis, 112
   contracciones, 112-113
   momento de, 113
   preparación anterior, 109-102
   reconocimiento prenatal, 111
decisiones (meditación para tomar), 70
destino del hijo
   influencia de la madre en el, 25
dharma, 8, *233*
día 120 de embarazo, 18, 45, 73, 74, 132, 210
   celebración en el, 210
Dios, 24, 55

doula, 182, 183, 190, 203, 209
Dunn, Samanth, 237

E

ejercicios Kegel, 139
embarazo, XI, XV, 1, 9, 10, 11, 12, 30, 32
   aceptarse como una es (meditación), 94-95
   bebé (el), centro de atención durante el, 93
   ectópico, 125
   desechar sentimientos y creencias
      negativos, 46
   ejercicios, durante el
   energía femenina, 77-78
      para combatir las náuseas, 39-40
      para el equilibrio emocional, 37
      para sanar las heridas emocionales, 52-53
   los primeros días y meses de, 17-18
   los primeros 3 meses de, 18, 20-21, 34, 61, 92-93
   los primeros 120 días, 18,
   miedo a un nuevo aborto, 44-45
   molestias durante el, 35-36
   piel, cuidado de la, 100-103
      baño con agua caliente (noches), 102-103
      desodorante: aceite esencial de lavanda, 101
      ducha de agua fría (mañanas), 102
      hidratantes (baño): aceites de almendras, de endrino (estrías de vientre, caderas y muslos), 101, 102
   relación madre-hijo (feto) en el, 18, 20, 46
   sentimientos nuevos y positivos en el, 49-51
   superar experiencias negativas de sus padres, 49-51
   tacto, cuidado del sentido del, 100-101
   tratamiento (nutrición de la piel), 100-101

Emoto Masauro, 90
endometrosis, 125
energía
    centros de (relacionados con los ocho colores), 89
    curativa del cuerpo, 36
    meditativa, 27
    suprema, 28
    vital (*chi*), 31
    y circulación, ejercicios para la, 105-106
eón(es), 6, 12, 161
epidural, inyección, XII, 4, 69, 127, 136-139, 183
equilibrio mental, 54-57
Era de Acuario, 165
espacio sagrado, 27
estrés en el embarazo, 55

F

familia, XV, 77-78, 222-224
femenina, energía
    de la mujer, 77-78
    de la Tierra, 77

G

gnomos, 149
Golden Bridge (centro), I, 42, 236, 238
Goldsmith, Judith, 96
Gran Espacio, 170
Gurmukh, XI, XII, XIII, 8
guru, *233*
gyan mudra, 23, 31, 142
Guru Nanak, 26

H

Har, sonido, 163, 193
hermanos
    atención de los padres a los, 223-224
    relación con el bebé, 223-224
heridas emocionales del pasado, sanar, 51-53
hijos, centro del Universo de sus madres, 31
hippie(s), 2, 7, 116
hipnosis, 199
hipnoterapia, 137
hipotálamo, 179
hogar, crear un entorno saludable, 104-106
Hum, sonido, 224

I

imagen positiva del embarazo y el parto, crear una, 64-66
Infinito, 1, 10, 19, 28, 231
    conectar con el, 28-29
    Creador, 18, 55
intimidad de la pareja, 107-108
intuición, meditación para aumentar la, 114-115

J

Jesús, 179
Jung, Carl, 150
Journal of the American Medical Association, 203

K

karma, 20, *233*
khalsa, 230, *233*
Khalsa Way, centro de, 10
Koan Zen, 187
Krishna, 160, 161
kriya, 151, *233*
    de Venus, 63, 174
    "el Buda sonriente", 86
kundalini, 10, *234*
    practicar, 47
    yoga, ciencia del, XV, 5, 7, 8, 11, 30, 203, 211, 230, *234*, 239

L

lactancia materna, 205, 206-208, 235
leche materna, 202-204

M

madre consciente, 12-13
    preparación para serlo, 20-21
"Madres y bebés", clases sobre, 10
mantra(s), 11, 28, 146, *234*
    Adi Shakti, 74
maya, 55, 148, 179
María virgen, 179
masajes en los pies, 55-56
maternidad, honrar la, 32, 93, 94
medicina alopática, 117
meditación(es), 7, 8, 11
    aprender a hacer, 21-22
    la mejor hora del día para la, 23
    para el equilibrio mental, 56-57
    para la autoestima, 47-48
    para la fuerza maternal, 227
    sencilla, 21-22
    yóguica, 21-23
melodía del Ra-Ma-Da-Sa-Se So Hung, 231
mente(s)
    neutral, 54-56
    positiva y negativa, 56
    subconsciente del bebé, 73
Motering (revista), 204
mudra(s), 11, 20, 39, *234*
    de plegaria, 228
    de yoga, forma de, 20
mujeres navajo, 77
Mundo Nuevo, 228

N

Naad, 23
nan (sonido), 23, 55, 70, 99, 139, 162, 169, 181, 192, 201
narcótico, 137
naturaleza, contacto con la, 58
neurocórtex, 182
neurotransmisores, 137
niños "índigo", 229
nutrición, 77-83
    alimentos de cultivo biológico, 78, 81
        derivados de la soja, 81
        dosis adecuadas de proteínas, 79-81, 82
    alimentos frescos, 79, 81
    comidas "basura" y "rápidas", evitar las, 78
    fruta y verduras, 73-74
        alto contenido de energía vital, 79
    infusiones de hoja de frambuesa, 101
        para tonificar el útero, 101
    infusiones de jengibre
        para regular el flujo hormonal, 36
    judías mungo y arroz, 79-80

O

obstetra, 8, 82, 103
obstétrica, tradición, 137
Odent, Michel, 138, 142, 230
O'Donohue, John, 24
ombligo, sede del tercer *chakra*, 31
Ong, sonido, 211
Osho, 59
oxitocina, 39, 69, 107, 137, 138, 174, 185, 188, 197
    hormona del amor, 39

P

paciencia, cultivar la, 58-60
    disfrutar de la vida con, 59
    meditación para la, 60
pareja, valorar a la, 61-63
    meditación para la felicidad de la, 63
parto, XII, XV, 10, 12, 13, 18

apoyo emocional y personal en el, 68
convencional, XI
cursos de educación para el, 38
ejercicios para adquirir fuerza y
   resistencia, 98-99
miedo a problemas (complicaciones)
   en el, 49-50
preparación para el, 32, 109
   clases para parejas, 82
   importancia de los ejercicios
     de respiración, 41-42
sin anestesia, 132, 138, 144
vaginal, 125, 130, 131, 132, 133
Pediatrics (revista), 203
pilórica, válvula, 49
Piscis, signo, 112, 141
Pitocin, 125, 137
pituitaria, glándula, 174, 179, 188
placenta, 142
plegaria (oración)
   altar(es) para la, 26, 27
   el poder de la, 24, 25
postparto, 20
postura de plegaria, 231
prana, 41, 47, 78, 79, *234*
pranayana, 11, 41, *234*
primer año de vida
   dormir en la cama de los padres, 317-318
   dormir toda la noche, 318
   hambre, 318

R

Reishi (champiñón) 80, 81
   efectos positivos del, 80-81
respiración (la) durante el embarazo
   ejercicios para mejorar la, 42-43
roles familiares
   de abuelos, 215
   de madre, 61, 62, 74-76, 110, 112, 216
   de padre, 61-62, 75-76, 110, 111, 112

S

sabiduría creativa interna, 28
sabiduría interior de las madres, 31, 70
sadhana, 8, 149, 222, *234*
   matutina, 93
   práctica yóguica, 228
sat, 55, 70, 99,139, 162, 169, 181, 192,
   201, 207, 221
Shakti, *234*
San Nat, 23, 142, 192
sánscrito, 11
Sa-Ta-Na-Da, canción, 63, 87
Siddharta, 82, 86, 149
sij(s), 25, 26, 150, 209, 230, *234*
   tradición, 35
Siri Akaal, 25
sistema inmunológico debilitado, 80

T

tacto, importancia del, 100-101
tercer ojo, 20, 23, 55, 89, 179, 188, 191,
   201, 207, 221
   sede del conocimiento interior e intuición,
     89
Tierra, 12, 180, 181, 230
Tierra, Madre, 180, 181
   encantada, 31
transmisión de valores y sentimientos de la
   madre al niño(a), 24, 25

U

Universo, 18, 19, 20, 30, 55
   fuerza creativa del, 30, 31
útero, 188

V

vegana, 82, 84, *234*
   dieta, 84

vegetarianos(as), 82-83, 85
vórtices de energía, 11, 89

W

Wahe Guru, 17, *234*

Y

yama, 41
yan mudra
  posición, 237
yatra, *234*
yoga, 108, 139, 188, 193, *234*
  clases de, para embarazadas, 1, 4, 9, 94, 206, 228, 230
  de conciencia, 11
  durante el embarazo, 84-85
  ejercicios de, 94-97, 98-99, 228
    prenatal, XI, 20, 35, 210
    postparto, 222
  ejercicios para mejorar la respiración, 42-43

yoga y meditación
  cadena dorada que une a madre e hijo(a), 86
  en el embarazo, 32
  para el equilibrio físico y psíquico, 32
yogui(s), 80, *234*
Yogui Bhajan, 8, 9, 10, 35, 113, 146, 229, 237
yóguica(s)
  enseñanzas (técnicas), 11
  familias, 208
  meditaciones, 186
  postura
    fácil, 21-22
    sencilla, 27
  tradición, 12, 150
yoguini, *234*
yoni, 30

Z

zazen, 7
zen
  budista, comunidad, 7
  monja, 7